Nefrologisk

sygepleje

den komplette guide

Freja Madsen

Indholdsfortegnelse

Introduktion 11

- Nefrologiens betydning i det medicinske landskab. 12
- Den nefrologiske sygeplejerskes centrale rolle. 13

Kapitel 1: Nefrologi - en introduktion 15

- Forstå nyrerne: anatomi og fysiologi. 16
- Almindelige patologier inden for nefrologi. 17
- En nefrologisk patients rejse. 19

Kapitel 2: Den nefrologiske sygeplejerskes rolle og ansvarsområder 23

- Den nefrologiske sygeplejerskes hverdag. 24
- Tværprofessionelt samarbejde: at arbejde med et tværfagligt team. 26
- Administrativt ansvar og dokumentation. 28

Kapitel 3: Almindelige teknikker og procedurer 31

- Dialyse: principper og typer. 32

- Hæmodialyse 33
- Peritonealdialyse 36
  - Nyretransplantation: før, under og efter. 38
  - Håndtering af katetre og vaskulær adgang. 40

Kapitel 4: Komplikationer og håndtering af nødsituationer 43

- Komplikationer i forbindelse med dialyse. 44
- Hyper- og hypotension. 45
- Elektrolytforstyrrelser. 47
- Håndtering af infektioner. 50

Kapitel 5: Forholdet til patienten 53

- Effektiv kommunikation med patienter og deres familier. 54
- Vigtigheden af patientuddannelse. 56
- Håndtering af patienters angst og stress. 58

Kapitel 6: Sygeplejerskens velbefindende 61

- Følelsesmæssige og psykologiske udfordringer. 62
- Vigtigheden af egenomsorg. 64
- Find en balance mellem arbejdsliv og privatliv. 66

Kapitel 7: Udtalelser og casestudier 69

- Typiske dage: udtalelser fra erfarne sygeplejersker. 70

- Erfaringer fra komplekse sager. 71

- Inspiration og motivation til at fortsætte ad denne vej. 73

Kapitel 8: Etik og nefrologi 77

- Almindelige etiske dilemmaer inden for nefrologi. 78

- Informeret samtykke og patientrettigheder. 80

- Livets afslutning og palliativ pleje inden for nefrologi. 81

Kapitel 9: Kultur og mangfoldighed inden for nefrologi 83

- Udfordringerne ved at tage sig af patienter med forskellig baggrund. 84

- Vigtigheden af kulturel sensitivitet. 85

- Etniske træk ved nyresygdom. 87

Kapitel 10: Teknologi og innovation inden for nefrologi 91

- Nye teknologier inden for dialyse. 92

- Digitale applikationer og værktøjer til patienthåndtering. 94

- Fremtiden for telemedicin inden for nefrologi. 96

Kapitel 11: Forskning og deltagelse i kliniske forsøg   99

- Introduktion til klinisk forskning i nefrologi.   100

- Sygeplejerskens rolle i kliniske forsøg.   102

- Hvordan kan jeg holde mig ajour med den seneste udvikling?   104

Kapitel 12: Samarbejde mellem hospitaler   107

- Koordinering af pleje med andre medicinske specialer.   108

- Kommunikation mellem de forskellige sundhedstjenester.   109

- Mentorordninger og faglige udvekslingsprogrammer.   111

Kapitel 13: Management og lederskab i nefrologi   115

- Udviklingen mod lederroller.   116

- Betydningen af klinisk lederskab.   117

- Konflikthåndtering og fremme af et positivt arbejdsmiljø.   119

Kapitel 14: Fremme af nyresundhed i lokalsamfundet   123

- Oplysnings- og forebyggelsesprogrammer.   124

- Den nefrologiske sygeplejerskes rolle i uddannelse af lokalsamfundet.   126

- Samarbejde med ikke-statslige 128
  organisationer og patientforeninger.

Kapitel 15: Juridiske spørgsmål og 131
nefrologi

- Lovgivning om udøvelse af nefrologisk 132
  sygepleje.

- Patienters og sundhedspersonales 134
  rettigheder.

- Håndtering af klager og tvister. 136

Kapitel 16: Karriereudvikling og 139
efteruddannelse

- Specialiseringer inden for nefrologi. 140

- Nefrologisk forskning: Hvorfor og 141
  hvordan kan du blive involveret?

- Vigtigheden af løbende træning. 143

Konklusion 147

- Nefrologiens fremtid og 148
  sygeplejerskens ændrede rolle.

« *Nefrologien studerer ikke bare nyrerne, den undersøger selve hjertet af vores indre balance og sikrer, at hver dråbe omsættes til fornyet sundhed.* »

INTRODUKTION

Betydningen af nefrologi i det medicinske landskab.

Selv om nefrologi nogle gange er gemt væk i skyggen af mere "højtprofilerede" medicinske specialer, indtager det en afgørende plads i det globale medicinske panorama. Denne disciplin, som fokuserer på undersøgelse, diagnosticering og behandling af nyresygdomme, er den tavse vogter af vores krops indre balance. Hver eneste funktion i vores nyrer er et vidnesbyrd om naturlig opfindsomhed, idet de filtrerer affald, balancerer væskeniveauer og regulerer elektrolytter. Hvis denne biokemiske symfoni skulle blive afbrudt, ville konsekvenserne for den enkelte være katastrofale.

Nefrologi skiller sig ud i det medicinske landskab, ikke kun på grund af sin tekniske kompleksitet, men også på grund af sin nærhed til patienten. Kronisk nyresygdom kræver f.eks. regelmæssig pleje og overvågning, hvilket skaber et tæt bånd mellem patienten, nefrologen og sygeplejeteamet. Disse gentagne interaktioner giver et unikt perspektiv på den langvarige karakter af medicinsk behandling og vigtigheden af et tillidsforhold.

Desuden rækker nefrologiens betydning ud over dens disciplinære grænser. Den spiller en central rolle i håndteringen af mange almindelige sygdomme, herunder diabetes og forhøjet blodtryk, to af de største syndere i nyresvigt. Med andre ord stopper nefrologers og nefrologisygeplejerskers arbejde ikke blot ved nyrefunktionen, men er en del af en bredere ramme for forebyggelse, pleje og behandling inden for almen medicin.

Derudover afspejler de teknologiske fremskridt, især inden for dialyse, den dynamiske rolle, som nefrologien spiller i indførelsen og tilpasningen af medicinsk teknologi.

Kontinuerlig innovation inden for nyrepleje viser, i hvor høj grad dette speciale er på forkant med moderne medicin.

Så selvom det kan virke specialiseret og nogle gange isoleret, er nefrologi faktisk en grundlæggende søjle inden for medicin. Det er en påmindelse om, at vores kropssystemer er indbyrdes forbundne, hvor vigtig forebyggelse er, og hvor fantastisk den medicinske teknologi er. I den store medicinske sammenhæng er nefrologi et essentielt speciale, en konstant påmindelse om, hvor værdifuldt hvert organ, hver celle og hvert øjeblik er i livets delikate dans.

Den centrale rolle
af den nefrologiske sygeplejerske.

Den nefrologiske sygeplejerske er kernen i et medicinsk univers, hvor plejens tekniske natur blandes med dybden i de menneskelige relationer. Denne nøglespiller spiller en central rolle og er ofte den første kontaktperson for patienter med nyresygdomme, og hun fungerer ikke kun som plejer, men også som vejleder, underviser og nogle gange endda fortrolig.

Nefrologisk pleje, især dialyse, kræver teknisk ekspertise og specifikke færdigheder. Sygeplejerskerne skal sikre, at maskinerne fungerer korrekt, at medicindoseringen er korrekt, og at alle procedurer følges til punkt og prikke. En mindre fejl kan have store konsekvenser, og derfor er årvågenhed og præcision afgørende i denne rolle.

Men ud over denne tekniske ekspertise er det i den menneskelige ledsagelse, at den nefrologiske sygeplejerske virkelig brillerer. Patienter med kronisk nyresvigt eller andre nyresygdomme står ofte over for langvarige behandlinger, livsstilsændringer og et væld af følelser, der spænder fra frygt til frustration. Det er her, sygeplejersken kommer ind i billedet ved at tilbyde følelsesmæssig støtte, besvare spørgsmål, dæmpe frygt og hjælpe med at håndtere forventninger.

Uddannelse spiller også en fremtrædende rolle i dette speciale. Sygeplejersker informerer patienterne om deres behandlinger, vejleder dem i at styre deres kost, gør dem opmærksomme på vigtigheden af at tage deres medicin regelmæssigt og forbereder dem på mulige nyretransplantationer. Dette uddannelsesmæssige aspekt er et nøgleelement i at hjælpe patienterne med at tage kontrol over deres eget helbred og forbedre deres livskvalitet.

Endelig er den nefrologiske sygeplejerske ofte bindeleddet mellem patienten og nefrologen. De videregiver vigtige oplysninger, koordinerer plejen og sikrer, at plejeforløbet er smidigt og effektivt. De arbejder også tæt sammen med andre specialister, såsom diætister og socialrådgivere, for at sikre, at patienterne får omfattende pleje.

I den store verden af nefrologi er sygeplejersken et kompas, et anker og en vogter. Selvom de er teknisk kvalificerede, går deres rolle langt ud over det rent kliniske og omfatter en dybt menneskelig dimension, hvilket gør dem til en uvurderlig allieret for enhver patient, der navigerer i nyresygdommens ofte tumultariske farvande.

Kapitel 1

NEFROLOGI - EN INTRODUKTION

Forståelse af nyrerne: anatomi og fysiologi.

Nyrerne, de to bønneformede organer på hver side af rygsøjlen, er livsvigtige. Selvom de måske ikke nævnes så ofte som hjertet eller lungerne i de aktuelle diskussioner om sundhed, er deres rolle i opretholdelsen af kroppens indre balance lige så afgørende. For at forstå deres betydning er vi nødt til at dykke ned i disse bemærkelsesværdige strukturers anatomi og fysiologi.

Nyrernes anatomi
Placering: Nyrerne er placeret i lænderegionen, lige under brystkassen, på hver side af rygsøjlen. De er beskyttet af brystkassen og et fedtlag.
Ydre struktur: Hver nyre er ca. 10 til 12 cm lang, 5 til 7 cm bred og 2 til 3 cm tyk. Den konkave del af nyren, kaldet hilum, er der, hvor urinlederen, blodkarrene og nerverne går ind og ud af organet.
Intern struktur: Internt er nyren opdelt i flere regioner.
- **Cortex**: det ydre lag, der indeholder talrige nefroner, nyrernes funktionelle enheder.
- **Medulla**, opdelt i nyrepyramider, som indeholder samlerør, der fører til strukturer kaldet calyces, som opsamler den urin, der produceres af nefronerne.

Nyrernes fysiologi
Nyrerne udfører en række vigtige funktioner:
- **Filtrering af blod**: Hver dag filtrerer nyrerne omkring 180 liter blod, fjerner affaldsstoffer og overskydende væske og producerer omkring 1 til 2 liter urin.
- **Regulering af elektrolytter**: Nyrerne regulerer koncentrationen af natrium, kalium, calcium og andre ioner i blodet, hvilket sikrer stabiliteten i kroppens indre miljø.

- **Regulering af blodtrykket**: Ved at udskille hormonet renin spiller nyrerne en vigtig rolle i reguleringen af blodtrykket.
- **Produktion af erythropoietin**: Dette hormon stimulerer produktionen af røde blodlegemer i knoglemarven, når iltniveauet i blodet er lavt.
- **Metabolisme af D-vitamin**: Nyrerne omdanner D-vitamin til dets aktive form, som er afgørende for optagelsen af calcium i tarmene.
- **Syre-base-balance**: Nyrerne regulerer blodets pH ved at udskille hydrogenioner og reabsorbere bicarbonat.

Gennem disse funktioner spiller nyrerne en aktiv rolle i opretholdelsen af et stabilt indre miljø, kendt som homeostase. Denne balance er afgørende for, at celler og organer kan fungere korrekt. Uden sunde nyrer ville denne balance blive forstyrret, hvilket ville true kroppens optimale funktion som helhed. Så at forstå nyrerne er at anerkende kompleksiteten og skønheden i det fysiologiske design, og at værdsætte deres stille, men vitale rolle i vores daglige velbefindende.

Almindelige patologier inden for nefrologi.

Nefrologi er et medicinsk speciale dedikeret til undersøgelse, diagnose og behandling af nyresygdomme. Nyrerne, som er de organer, der er ansvarlige for at filtrere blodet og regulere mange af kroppens essentielle funktioner, kan blive påvirket af en lang række sygdomme. Nogle af disse er almindelige og fortjener særlig opmærksomhed på grund af deres udbredelse og potentielle indvirkning på helbredet.

1. Nyresvigt
- **Akut nyresvigt (ARF):** **Dette er et** pludseligt og hurtigt tab af nyrefunktion, ofte på grund af nyreskade, alvorlig dehydrering, visse lægemidler eller sepsis.
- **Kronisk nyresygdom (CKD):** Denne tilstand er karakteriseret ved et gradvist og irreversibelt tab af nyrefunktion. Almindelige årsager er diabetes, forhøjet blodtryk og kronisk glomerulonephritis.

2. Glomerulonefritis
Dette er en betændelse i glomeruli, de små filtreringsenheder i nyrerne. Den kan være akut eller kronisk og kan skyldes infektioner, autoimmune sygdomme eller andre årsager.

3. Diabetisk nefropati
Det er en almindelig komplikation ved diabetes og en af hovedårsagerne til kronisk nyresvigt. Det skyldes skader på blodkarrene i nyrerne forårsaget af høje blodsukkerniveauer.

4. Renal lithiasis (nyresten)
Det er faste masser af krystaller, der udvikler sig inde i nyrerne. Disse sten kan forårsage smerter og blokere for urinstrømmen.

5. Polycystisk nyresygdom
Det er en genetisk tilstand, hvor mange cyster, eller væskefyldte sække, udvikler sig i nyrerne og kompromitterer deres funktion.

6. Nefrotisk syndrom
Det er en række symptomer, der omfatter høj proteinuri (for meget protein i urinen), hypoalbuminæmi (lav albuminkoncentration i blodet) og ødemer.

7. Renovaskulær hypertension
Det er en form for forhøjet blodtryk, der skyldes forsnævring af nyrearterierne.

8. Pyelonefritis
Det er en nyreinfektion, som ofte skyldes bakterier, der spreder sig fra blæren til nyrerne.

9. Arvelige sygdomme
Ud over polycystisk nyresygdom er der andre genetiske tilstande, såsom Alports syndrom, som påvirker nyrefunktionen.

10. Nyretoksicitet
Mange lægemidler og giftstoffer kan skade nyrerne, hvis de indtages i store mængder eller over en længere periode.

Behandlingen af disse sygdomme kræver ofte en tværfaglig tilgang, der involverer nefrologer, specialsygeplejersker, diætister og andet sundhedspersonale. Forebyggelse, tidlig opsporing og passende behandling er afgørende for at minimere komplikationer og forbedre livskvaliteten for patienter med nyresygdomme.

En nefrologisk patients rejse.

En nefrologisk patients rejse er et komplekst medicinsk forløb, der er formet af deres nyresygdom, deres symptomer, de nødvendige indgreb og deres generelle helbredstilstand. Denne rejse, der ofte er præget af øjeblikke med usikkerhed, tilpasning og modstandsdygtighed, understreger vigtigheden af omfattende, koordineret, patientcentreret pleje.

1. Symptomer og indledende konsultation
Processen begynder ofte med uforklarlige symptomer som træthed, ødemer, skummende urin eller rygsmerter. Patienterne kan så konsultere deres praktiserende læge, som vil ordinere yderligere tests, hvis disse tegn viser sig.

2. Indledende undersøgelse og diagnose
Der kan udføres blodprøver, urinanalyser og en ultralydsscanning af nyrerne. Hvis der opdages en abnormitet, vil den praktiserende læge henvise patienten til en nefrolog for en mere detaljeret undersøgelse. Den præcise diagnose af nyresygdommen stilles takket være disse undersøgelser og nogle gange en nyrebiopsi.

3. Uddannelse og indledende pleje
Når diagnosen er stillet, begynder en fase med uddannelse. Nefrologen, støttet af et team af specialsygeplejersker, informerer patienten om sygdommen, mulige behandlinger og anbefalede livsstilsændringer. Denne fase er afgørende, hvis patienterne skal forstå deres tilstand og overholde behandlingen.

4. Specifik behandling
Afhængig af sygdommens art og sværhedsgrad kan behandlingen variere:
- Specifik medicin til at kontrollere sygdommens udvikling.
- Kostændringer til beskyttelse af nyrefunktionen.
- Dialyse, hvis nyrefunktionen er alvorligt nedsat.
- Nyretransplantation ved fremskredent nyresvigt.

5. Regelmæssig overvågning
Nefrologiske patienter har brug for regelmæssig opfølgning for at vurdere sygdommens udvikling, justere behandlingerne og håndtere eventuelle komplikationer. Disse regelmæssige aftaler er afgørende for at overvåge patientens helbredstilstand.

6. Tværfaglig støtte
Ud over nefrologer er andre fagfolk involveret i patientens pleje: diætister til at justere kosten, psykologer til følelsesmæssig støtte, socialrådgivere til administrativ hjælp og fysioterapeuter til at styre mobiliteten.

7. Overgang til anden pleje
Afhængigt af hvordan sygdommen udvikler sig, kan en patient have brug for mere intensiv pleje, såsom et skift til hyppigere dialyse eller en nyretransplantation. Disse overgange styres nøje for at sikre kontinuitet i plejen.

8. Efteruddannelse og rehabilitering
Over tid kan patientens behov ændre sig. Undervisningssessionerne fornyes og tilpasses, så de følger dem gennem hver fase af deres sygdom.
En nefrologisk patients rejse er en medicinsk og menneskelig rejse. På hvert trin er et tæt samarbejde mellem patienten, hans eller hendes familie og det medicinske team afgørende for at sikre det bedst mulige resultat og forbedre livskvaliteten.

Kapitel 2

ROLLE OG ANSVAR AF DEN NEFROLOGISKE SYGEPLEJERSKE

En sygeplejerskes dagligdag i nefrologi.

Nefrologiske sygeplejersker spiller en central rolle i plejen af patienter, der lider af nyresygdomme. Deres rolle går langt ud over den simple administration af pleje; de er en ægte søjle i patientstøtten og fungerer som undervisere, støtter og koordinatorer. Disse fagfolks dagligdag er præget af en lang række opgaver, hvilket gør den lige så krævende, som den er givende.

1. Administration af behandling
Sygeplejersker står ofte i forreste linje, når det drejer sig om at administrere medicin, hvad enten det er oralt, intravenøst eller på anden måde. Inden for nefrologi kan dette også omfatte styring af dialysebehandlinger.

2. Overvågning af dialyse
For dialysepatienter forbereder og overvåger sygeplejersken maskinen, tilslutter patienten, overvåger patientens tilstand under behandlingen og håndterer eventuelle problemer. Dialyse er en krævende behandling, der kræver konstant opmærksomhed.

3. Medicinsk opfølgning
Sygeplejerskerne måler regelmæssigt patienternes vitale tegn, vurderer deres velbefindende, overvåger potentielle bivirkninger af behandlingen og rapporterer eventuelle abnormiteter til nefrologen.

4. Patientuddannelse
Sygeplejersker spiller en afgørende rolle i patientuddannelsen. De informerer dem om deres sygdom, behandlinger, anbefalede livsstilsændringer og selvmonitoreringsteknikker.

5. Følelsesmæssig støtte
Når man står over for en kronisk sygdom, kan mange patienter føle sig ængstelige, deprimerede eller modløse. Sygeplejersker er ofte det første kontakt- og støttepunkt for disse patienter, hvor de tilbyder et lyttende øre og rådgivning.

6. Koordinering med det medicinske team
Sygeplejersker arbejder tæt sammen med nefrologer, diætister, socialrådgivere og andre medlemmer af det medicinske team for at sikre omfattende, koordineret patientpleje.

7. Tekniske procedurer
Det kan omfatte indsættelse af katetre, blodprøvetagning, håndtering af vaskulær adgang til dialyse eller overvågning efter transplantation for patienter, der har fået en ny nyre.

8. Administrative opgaver
Som alt andet sundhedspersonale skal nefrologiske sygeplejersker også klare administrative opgaver, såsom at opdatere journaler, bestille medicin og koordinere aftaler.

9. Videreuddannelse
Medicin er i konstant udvikling. Sygeplejersker har derfor brug for regelmæssig uddannelse for at holde sig ajour med de nyeste teknikker, behandlinger og anbefalinger inden for nefrologi.

Den nefrologiske sygeplejerskes rolle er mangesidet. Det kræver både avancerede tekniske færdigheder og en stor evne til empati. Disse fagfolk er ofte kernen i patientens medicinske oplevelse og ledsager dem på alle stadier af deres nefrologiske rejse, hvilket gør dem til vigtige aktører i plejen af disse patienter.

Tværprofessionelt samarbejde: at arbejde med et tværfagligt team.

Patientpleje inden for nefrologi, som inden for mange andre medicinske områder, afhænger ikke udelukkende af en enkelt sundhedspersons ekspertise. Det kræver et tæt samarbejde mellem forskellige specialister, som hver især bidrager med deres egen specifikke viden og knowhow til opgaven med at give patienterne den bedst mulige samlede pleje. Tværfagligt samarbejde er kernen i denne tilgang og sikrer, at der tages hensyn til alle aspekter af patientens helbred.

1. Nefrologens afgørende rolle
Nefrologen er specialist i nyresygdomme. De diagnosticerer sygdommen, rådgiver om den bedste behandling og overvåger dens fremskridt. Han eller hun koordinerer som regel det tværfaglige team.

2. Den nefrologiske sygeplejerske
Ud over den direkte pleje spiller sygeplejersker en central rolle i patientuddannelse, daglig overvågning, plejekoordinering og følelsesmæssig støtte.

3. Diætisten
Nyresygdomme har ofte særlige konsekvenser for kosten. Diætisten rådgiver patienterne om deres kost, afhængigt af sygdommens udvikling og de foreskrevne behandlinger.

4. Socialarbejderen
Det støtter patienter og deres familier i at håndtere de ikke-medicinske udfordringer, der er forbundet med sygdommen, såsom økonomiske problemer, adgang til pleje eller beskæftigelsesproblemer.

5. Apotekeren
Som eksperter i medicin rådgiver farmaceuter om dosering, lægemiddelinteraktioner og bivirkninger. De arbejder tæt sammen med nefrologen for at sikre, at patienten får den mest hensigtsmæssige behandling.

6. Psykologen
Mange patienter oplever angst, depression eller stress, når de står over for en kronisk sygdom. Psykologen hjælper dem med at håndtere disse følelser og foreslår mestringsstrategier.

7. Fysioterapeuten
For patienter med mobilitetsproblemer eller smerter tilbyder fysioterapeuten øvelser og teknikker til at forbedre deres livskvalitet.

8. Den vaskulære kirurg
For patienter, der har brug for dialyse, er det ofte nødvendigt at skabe en vaskulær adgang. Karkirurgen arbejder sammen med nefrologen.

9. Kommunikation og koordinering
Nøglen til et vellykket tværfagligt samarbejde ligger i flydende og regelmæssig kommunikation mellem teammedlemmerne. Regelmæssige tværfaglige møder, fælles rapportering og løbende uddannelse er afgørende for at sikre en smidig og effektiv pleje.

Tværfagligt samarbejde sikrer, at patienterne får gavn af en holistisk tilgang, hvor alle aspekter af deres helbred tages i betragtning. I en stadig mere specialiseret medicinsk verden er denne tværfaglige tilgang afgørende for at give patienterne omfattende pleje med fokus på deres behov og velbefindende.

Administrativt ansvar og dokumentation.

I sundhedsverdenen, og især inden for nefrologi, spiller dokumentation og administrativt ansvar en afgørende rolle. Ikke alene garanterer de optimal patientpleje, de sikrer også, at plejen er sporbar, og at juridiske og etiske forpligtelser overholdes. Nefrologiske sygeplejersker skal, som alt andet sundhedspersonale, jonglere med deres direkte plejeopgaver og disse administrative ansvarsområder.

1. Føring af lægejournaler
Den medicinske journal er patientens centrale overvågningsværktøj. Den indeholder historien om konsultationer, testresultater, medicinske recepter og alle andre oplysninger, der er relevante for patientens helbred. Sygeplejerskerne skal sikre, at denne journal konstant er opdateret, herunder deres observationer og interventioner.

2. Bestilling og håndtering af medicin og udstyr
Nefrologisk pleje kræver ofte brug af specifikke lægemidler og udstyr, som f.eks. dialyseudstyr. Sygeplejerskerne skal sikre, at disse er tilgængelige, administrere lagre og nogle gange bestille nyt udstyr eller medicin.

3. Koordinering af udnævnelser
Sygeplejersken spiller ofte en rolle i koordineringen af lægeaftaler, hvad enten det drejer sig om regelmæssige konsultationer, dialysebehandlinger eller andre specialistundersøgelser.

4. Relationer og kommunikation med andre sundhedsprofessionelle
Sygeplejersker skal ofte kommunikere med andre medlemmer af det medicinske team, hvad enten det er gennem skriftlige rapporter, mundtlige beretninger eller

koordineringsmøder. Disse udvekslinger sikrer, at patienterne får en harmonisk og koordineret pleje.

5. Overholdelse af standarder og regler
Sundhedsvæsenet er underlagt en lang række standarder og regler, der dækker hygiejne, sikkerhed, fortrolighed og etik. Sygeplejersker skal have et indgående kendskab til disse og sikre, at de bliver overholdt til punkt og prikke.

6. Uddannelse og efteruddannelse
Sundhedsområdet er i konstant udvikling. Det betyder, at sygeplejersker er nødt til at holde sig ajour med nye teknikker, de nyeste lægemidler og innovative plejemetoder. Denne løbende uddannelse skal også dokumenteres.

7. Deltagelse i klinisk forskning
I nogle virksomheder kan sygeplejersker være involveret i kliniske forskningsprojekter. Det indebærer præcis dokumentation, at følge protokoller og kommunikere med forskningsteams.

8. Vurdering af kvaliteten af plejen
For at garantere optimal pleje indfører mange institutioner regelmæssige vurderinger af plejekvaliteten. Sygeplejersker deltager ofte i disse vurderinger, både som bedømmere og som dem, der bliver vurderet.

Ved første øjekast kan administrativt ansvar og dokumentation virke langt fra kernen i en sygeplejerskes job. Men de er afgørende for at garantere sikkerheden, effektiviteten og kvaliteten af den pleje, der ydes til patienterne. I en stadig mere kompleks medicinsk verden er det en vigtig færdighed for alt sundhedspersonale at mestre dem.

Kapitel 3

**TEKNIKKER
OG
STANDARDPROCEDURER**

Dialyse: principper og typer

Dialyse er en vigtig medicinsk teknik inden for nefrologi, der bruges til at rense blodet hos patienter, hvis nyrer ikke fungerer eller fungerer utilstrækkeligt. Den fjerner affaldsstoffer, overskydende væske og elektrolytter fra blodet og udfører en funktion, som normalt udføres af raske nyrer. Lad os dykke ned i principperne og typerne af dialyse for at få en bedre forståelse af denne livsvigtige procedure.

1. Principper for dialyse
Nyrerne fungerer som kroppens filtre, der udskiller affaldsstoffer og overskydende vand til urin. Når nyrerne mister denne filtreringskapacitet, bliver blodet fyldt med giftige affaldsstoffer og overskydende væske. Dialyse bruges til at erstatte denne svigtende nyrefunktion. Det er baseret på princippet om diffusion, hvor molekyler bevæger sig fra et område med høj koncentration til et område med lav koncentration, og osmose til overførsel af vand.

2. Hæmodialyse
- **Princip**: Hæmodialyse er den mest almindelige form for dialyse. Patientens blod pumpes ud af kroppen til en dialysemaskine, som filtrerer det, før det returneres til kroppen.
- **Vaskulær adgang**: For at blodet kan cirkulere, skabes der en vaskulær adgang, ofte i armen. Det kan være en fistel, et transplantat eller et kateter.
- **Hyppighed**: Hæmodialyse udføres normalt tre gange om ugen, hvor hver session varer cirka 3 til 5 timer.

3. Peritonealdialyse
- **Princip**: Ved peritonealdialyse renses blodet inde i kroppen. Peritonealmembranen, som beklæder maven, bruges som et naturligt filter. En

dialyseopløsning føres ind i maven gennem et kateter, og efter en vis tid tømmes den ud og tager affaldsstoffer og overskydende væske med.
- Typer :
  - **Kontinuerlig ambulant peritonealdialyse (CAPD)**: Væskeudskiftning udføres manuelt, normalt 4 gange om dagen.
  - **Automatiseret peritonealdialyse (APD)**: En maskine udfører væskeudskiftning om natten, mens patienten sover.

4. Fordele og ulemper
Hver dialysetype har sine fordele og ulemper. Hæmodialyse kræver hyppige besøg på et dialysecenter og kan være mere restriktiv for patienten. Peritonealdialyse giver på den anden side større frihed, da den kan udføres hjemme, men kræver streng asepsis og evnen til selv at styre udvekslinger.

5. Valg af metode
Valget af dialysemetode afhænger af en række faktorer: patientens generelle helbred, resterende nyrefunktion, livsstil, evne til at styre behandlingen derhjemme og personlige præferencer. En dybdegående diskussion med nefrologen er afgørende for at vælge den bedste løsning.

Dialyse er en livreddende proces for mange patienter, der lider af kronisk nyresvigt. Selvom den ikke erstatter alle nyrefunktioner, giver den patienterne mulighed for at fortsætte med at leve et produktivt liv, mens de håndterer deres nyresygdom.

Hæmodialyse

Hæmodialyse er en af de mest almindelige dialysemetoder til behandling af kronisk nyresvigt. Den gør det muligt at filtrere blodet for at fjerne affaldsstoffer, toksiner og overskydende væske og dermed delvist genskabe nyrernes funktion. Behandlingen er afgørende for mennesker, hvis nyrer ikke længere er i stand til at udføre denne livsvigtige opgave. Lad os tage et kig på de detaljerede aspekter af hæmodialyse.

1. Sådan fungerer hæmodialyse
Under en hæmodialysebehandling pumpes patientens blod ud af kroppen og ind i en hæmodialysemaskine. Denne maskine indeholder en dialysator, eller "kunstig nyre", som filtrerer blodet. Når blodet er renset, føres det tilbage til patientens krop.

2. Vaskulær adgang
Et vigtigt aspekt af hæmodialyse er etableringen af en stærk og holdbar vaskulær adgang, der muliggør en effektiv blodgennemstrømning mellem patienten og maskinen. Typer af adgang omfatter:
- **Arteriovenøs fistel (AVF): Dette er en** kirurgisk forbindelse mellem en arterie og en vene, som regel i armen. Den foretrækkes på grund af dens holdbarhed og lavere risiko for infektion.
- **Graft**: Et syntetisk rør bruges til at forbinde en arterie med en vene.
- **Kateter**: Når der er behov for hæmodialyse i en kortere periode, kan man indsætte et kateter i en stor vene på halsen eller brystet.

3. Hyppighed og varighed
En typisk hæmodialysebehandling varer mellem 3 og 5 timer og er normalt nødvendig tre gange om ugen. Varigheden og hyppigheden kan dog variere alt efter patientens behov.

4. Dialyse-miljø
Hæmodialyse udføres oftest på et specialiseret dialysecenter. Nogle centre tilbyder natlig hæmodialyse, så

patienterne kan dialyseres, mens de sover. Det er også muligt at udføre hæmodialyse i hjemmet efter passende træning.

5. Fordele og ulemper
- Fordele :
- Planlagte behandlinger, så andre aktiviteter kan planlægges.
- Tæt lægeovervågning under behandlingen.
- Frigivelse af dage uden løn.
- Ulemper :
- Hyppige besøg på dialysecentret.
- Muligvis træthed efter dialyse.
- Restriktioner for mad og vand.

6. Potentielle komplikationer
Som ved enhver medicinsk procedure er hæmodialyse forbundet med risici. Disse omfatter
- Muskelkramper
- Hypotension (lavt blodtryk)
- Infektioner
- Anæmi
- Problemer med vaskulær adgang

7. Livskvalitet med hæmodialyse
At leve med hæmodialyse kræver livsstilsjusteringer. Patienterne skal styre deres kost og vandindtag, tage adskillige medikamenter og overholde en streng dialyseplan. Men med den rette støtte og behandling lever mange patienter et aktivt og tilfredsstillende liv.
Hæmodialyse er stadig en grundpille i behandlingen af kronisk nyresvigt. Det er en livline for millioner af mennesker verden over, som gør det muligt for dem at leve på trods af fremskreden nyresygdom.

Peritonealdialyse

Peritonealdialyse er et alternativ til hæmodialyse til behandling af kronisk nyresvigt. Den bruger patientens peritoneale membran, som beklæder bughulen, som et filter til at fjerne affaldsstoffer, overskydende væske og elektrolytter. Denne teknik udføres normalt i hjemmet og giver patienterne større autonomi. Lad os se nærmere på de specifikke træk ved peritonealdialyse.

1. Princippet i peritonealdialyse
Peritonealdialyse indebærer, at man indfører en særlig dialyseopløsning, som normalt er rig på glukose, i bughulen. Denne opløsning trækker affaldsstoffer, elektrolytter og overskydende væske fra blodet gennem peritonealmembranen. Efter et vist tidsrum, kendt som opholdstiden, bliver denne "brugte" opløsning fjernet fra bughulen og erstattet af en frisk opløsning.

2. Placering af kateteret
For at dialyseopløsningen kan komme ind og ud af kroppen, implanteres et fleksibelt kateter kirurgisk i bugvæggen. Denne procedure er generelt ligetil og udføres på ambulant basis eller under et kort hospitalsophold.

3. Typer af peritonealdialyse
- Kontinuerlig ambulant peritonealdialyse (CAPD) :
- Udføres manuelt af patienten eller en plejer.
- Generelt kræver det 4 udskiftninger om dagen, hvor opløsningen forbliver i maven i 4 til 6 timer, før den udskiftes.
- Automatiseret peritonealdialyse (APD) :
- Bruger en maskine, kaldet en cycler, til at udskifte opløsningen i løbet af natten, mens patienten sover.

- Det kan være nødvendigt at udskifte den manuelt i løbet af dagen.

4. Fordele og ulemper
   - Fordele :
   - Større selvstændighed og fleksibilitet.
   - Ingen gentagne punkteringer som ved hæmodialyse.
   - Bedre bevarelse af den resterende nyrefunktion.
   - Færre kostrestriktioner.
   - Ulemper :
   - Behov for at foretage daglige udvekslinger.
   - Risiko for peritoneale infektioner.
   - Fornemmelsen af at have en "fuld" mave kan være ubehagelig for nogle mennesker.
   - Mulig vægtøgning på grund af glukose i opløsningen.

5. Overvågning og komplikationer
Regelmæssig overvågning af en nefrolog og et sundhedsteam er afgørende. Patienterne skal være opmærksomme på tegn på infektion og sikre, at steriliteten opretholdes, når der foretages udskiftninger. Grundig oplæring er afgørende for at undgå komplikationer, især peritoneal infektion, som er den mest almindelige.

6. Overgang og kombination af behandlinger
Nogle patienter starter med peritonealdialyse, før de går videre til hæmodialyse, eller omvendt, afhængigt af sygdommens udvikling, deres livsstil eller deres præferencer. Andre kombinerer de to metoder for bedst at opfylde deres behov.

Peritonealdialyse er en værdifuld mulighed for mange patienter, der lider af nyresvigt. Det giver den nødvendige behandling og bevarer samtidig en vis grad af uafhængighed og livskvalitet. Med passende uddannelse og regelmæssig overvågning kan det være en effektiv og passende metode til at håndtere nyresvigt.

Nyretransplantation: før, under og efter.

Nyretransplantation anses for at være den foretrukne behandling for mange patienter med nyresygdom i slutstadiet. Det giver en chance for at leve et mere normalt liv end dialyse. Men proceduren kræver seriøs forberedelse, delikat kirurgi og streng postoperativ overvågning. Lad os udforske nyretransplantationsrejsen.

1. Før transplantationen: forberedelse
   - **Vurdering og egnethed**: Før patienterne kommer i betragtning til transplantation, gennemgår de en komplet medicinsk vurdering for at afgøre, om de kan tåle operationen og den immunsuppressive medicin, der er nødvendig bagefter.
   - **Finde en kompatibel donor**: Det kan være en levende donor (normalt et familiemedlem eller en ven) eller en afdød donor. Blod- og vævsprøver udføres for at sikre kompatibilitet.
   - **Psykologisk forberedelse**: Transplantation kan have store psykologiske konsekvenser. Psykologisk støtte er afgørende for at hjælpe patienterne med at håndtere stress, frygt og forventninger.

2. Under transplantation: proceduren
   - **Operationen**: Den syge nyre fjernes normalt ikke, medmindre der er visse komplikationer. Den nye nyre placeres et andet sted, som regel i den nedre del af maven. Kirurgen forbinder arterien og venen i den nye nyre med patientens blodkar.
   - **Lancering af den nye nyre**: I mange tilfælde begynder den transplanterede nyre at fungere med

det samme. Men nogle gange kan det tage et par dage eller uger, før den er fuldt funktionsdygtig.

3. Efter transplantationen: livet med en ny nyre
   - **Immundæmpende medicin**: For at forhindre afstødning af den transplanterede nyre skal patienterne tage immundæmpende medicin resten af deres liv. Disse lægemidler reducerer immunsystemets aktivitet, hvilket gør patienten mere modtagelig for infektioner.
   - **Regelmæssig medicinsk overvågning**: Hyppige konsultationer hos nefrologen er nødvendige for at overvåge nyrefunktionen, opdage tidlige tegn på afstødning og justere medicinen.
   - **Livsstil**: Selvom livskvaliteten generelt forbedres efter en transplantation, er det vigtigt at have en sund livsstil for at beskytte den nye nyre. Det omfatter en afbalanceret kost, regelmæssig motion, at undgå alkohol og tobak og at tage den ordinerede medicin regelmæssigt.
   - **Potentielle komplikationer**: Ud over risikoen for afstødning kan der opstå andre komplikationer, herunder infektioner, kræft, hjerte-kar-sygdomme og bivirkninger af medicin.

Nyretransplantation er en rejse med sine udfordringer, håb og belønninger. Selvom det giver en ny chance for at leve et næsten normalt liv, kræver det konstant ansvar og årvågenhed at bevare og beskytte den dyrebare gave, som en ny nyre er. Med den rette støtte og pleje lever mange nyretransplanterede patienter et langt og tilfredsstillende liv.

Håndtering af kateter og vaskulær adgang.

Håndtering af katetre og vaskulær adgang er afgørende inden for nefrologi, især for dem, der har brug for regelmæssig dialyse. Disse anordninger giver direkte adgang til blodkarrene i forbindelse med medicinske procedurer som hæmodialyse. Korrekt håndtering er afgørende for at forebygge komplikationer og sikre, at behandlingerne fungerer korrekt.

1. Typer af vaskulær adgang til hæmodialyse
   - **Arteriovenøs fistel (AVF): Dette er en** kirurgisk skabt forbindelse mellem en arterie og en vene, som regel i armen. Med tiden udvides og styrkes venen, hvilket giver gentagen adgang til dialyse.
   - **Arteriovenøs graft**: Når en AVF ikke er mulig, kan man udføre en arteriovenøs graft. Det indebærer, at man implanterer et syntetisk rør, der forbinder en arterie med en vene.
   - **Centralt venekateter (CVK)**: Dette indsættes i en stor vene, ofte den indre halsvene. Det bruges normalt som en midlertidig løsning eller nødløsning.

2. Indsætning og vedligeholdelse
   - **Positionering** : Kateterplacering kræver en steril procedure. Et røntgenbillede kan bruges til at bekræfte placeringen.
   - **Rengøring og desinfektion**: Regelmæssig rengøring af indstikssstedet er afgørende for at forebygge infektion. Området skal undersøges dagligt for tegn på betændelse eller infektion.
   - **Undgå blokeringer** : Katetre kan blive blokerede eller tilstoppede. For at forhindre dette skylles de regelmæssigt med saltvand eller heparin.

3. Komplikationer og deres forebyggelse

- **Infektioner** : Katetre kan være et indgangspunkt for bakterier. Sterilitet under anlæggelse og vedligeholdelse er afgørende.
- **Trombose**: Der kan dannes blodpropper omkring eller inde i kateteret, hvilket kompromitterer dets funktion.
- **Stenose**: Blodkarrene kan indsnævres i nærheden af adgangen, hvilket kan reducere den blodgennemstrømning, der kræves til dialyse.
- **Blødning**: Blødning kan forekomme, hvis kateteret er beskadiget, eller hvis indstikssttedet ikke plejes ordentligt.

4. Patientuddannelse
Det er vigtigt at informere patienterne om :
- Korrekt håndtering af katetre for at undgå infektion.
- Tegn på infektion eller komplikationer, så du kan gribe hurtigt ind.
- Forholdsregler, der skal tages under daglige aktiviteter for at undgå at beskadige kateteret.

5. Tilbagetrækning
Fjernelse af et kateter skal udføres af en kompetent sundhedsperson, der sørger for at forhindre infektion og sikre, at området heler ordentligt.

Sammenfattende er korrekt håndtering af katetre og vaskulær adgang afgørende for at sikre effektiv behandling og forebygge komplikationer inden for nefrologi. Patientuddannelse, anvendelse af god klinisk praksis og regelmæssig monitorering bidrager alle til at maksimere behandlingens sikkerhed og effektivitet.

Kapitel 4

KOMPLIKATIONER OG BEREDSKABSSTYRELSEN

Komplikationer i forbindelse med dialyse.

Dialyse er en livreddende teknik for mange patienter, der lider af nyresvigt. Men som enhver anden medicinsk procedure er den forbundet med risici og potentielle komplikationer. At vide, hvad disse komplikationer er, og hvordan man forebygger eller behandler dem, er afgørende for at optimere patientplejen.

1. Umiddelbare komplikationer
   - **Hypotension**: Et hurtigt fald i blodtrykket under dialyse kan føre til svimmelhed, kvalme eller besvimelse. Det kan skyldes, at væsken fjernes for hurtigt under behandlingen.
   - **Muskelkramper**: Disse kan opstå under eller efter dialyse, ofte på grund af tab af væske eller elektrolytter.
   - **Reaktioner på dialysemembranen**: Allergiske reaktioner kan forekomme og forårsage rødme, kløe eller andre symptomer.

2. Infektiøse komplikationer
   - **Peritonitis**: ved peritonealdialyse er dette en infektion i bughulen, ofte forårsaget af bakteriel forurening.
   - **Infektioner ved adgang**: Fistler, transplantater og katetre kan blive inficeret, hvilket kræver øjeblikkelig behandling for at undgå mere alvorlige komplikationer.

3. Komplikationer på lang sigt
   - **Anæmi**: Dialyse og nyresygdom kan i sig selv føre til anæmi, da de syge nyrer ikke producerer nok erythropoietin, et hormon, der stimulerer produktionen af røde blodlegemer.
   - **Knoglesygdomme**: Nyresvigt og dialyse kan forstyrre balancen af mineraler i kroppen, hvilket kan føre til tilstande som renal osteodystrofi.

- **Venstre ventrikelhypertrofi:** Hjertet kan blive tykkere på grund af den ekstra indsats, der kræves for at pumpe blod gennem smalle eller stive arterier, en almindelig komplikation ved nyresvigt.
- **Neuropati:** Ophobning af affaldsstoffer i blodet kan skade nerverne og forårsage prikken eller smerter i ekstremiteterne.

4. Andre komplikationer
   - **Problemer med syre-base- og elektrolytbalancen:** Dialyse kan nogle gange føre til ubalancer i elektrolytniveauer, såsom kalium, hvilket kan være farligt.
   - **Dialyseudmattelsessyndrom:** Intens træthed, der kan følge efter dialysebehandlinger.
   - **Dialyserelateret amyloidose:** Beta2-mikroglobulinproteiner kan ophobes i blodet hos dialysepatienter og aflejres i led og sener og forårsage smerter og stivhed.

For at minimere disse komplikationer er det vigtigt med grundig medicinsk overvågning. Regelmæssige blodprøver, justeringer af dialysebehandlingen og omhyggelig overvågning af symptomer er med til at optimere patientplejen og forbedre livskvaliteten.

Hyper- og hypotension.

Hyper- og hypotension er udtryk, der bruges til at beskrive unormale tilstande i blodtrykket. Begge tilstande kan have betydelige kliniske konsekvenser og forekommer ofte i en række medicinske sammenhænge, herunder nefrologi.

<u>Hypotension</u>
Hypotension henviser til et unormalt lavt blodtryk.
- Årsager:

- Tab af blod, som ved traumer eller indre blødninger.
- Alvorlig dehydrering på grund af opkastning, diarré eller utilstrækkelig væskeindtagelse.
- Lægemiddelreaktioner, især med antihypertensiva.
- Hjerteproblemer såsom hjertesvigt eller arytmier.
- Alvorlige infektioner eller septikæmi.
- Dysfunktion i det autonome nervesystem.
- Symptomer :
    - Svimmelhed eller vertigo
    - Besvimelsesanfald
    - Træthed
    - Kvalme
    - Sløret syn
    - Forvirring eller desorientering
- Behandling :
    - Identificer og behandl den underliggende årsag.
    - Giv intravenøs væske for at behandle dehydrering.
    - Juster eller skift medicin, hvis det er nødvendigt.
    - Brug medicin til at øge blodtrykket i visse situationer.

Forhøjet blodtryk
Hypertension, almindeligvis kendt som højt blodtryk, er en tilstand, hvor blodets kraft mod arteriernes vægge er for høj.
- Årsager:
    - Genetiske eller arvelige faktorer.
    - Stillesiddende livsstil.
    - En kost rig på salt.
    - Fedme.
    - Overdrevent forbrug af alkohol eller tobak.

- Visse medicinske tilstande, såsom polycystisk ovariesyndrom, diabetes eller nyresygdom.
- Symptomer :
  - Ofte er der ingen synlige symptomer, deraf kælenavnet "den stille dræber".
  - Hovedpine
  - Svimmelhed
  - Ringen for ørerne
  - Visuel sløring
  - Åndenød
- Behandling :
  - Antihypertensive lægemidler.
  - Livsstilsændringer, såsom en sund kost, regelmæssig motion og begrænsning af alkoholforbrug.
  - Reducer dit saltindtag.
  - Kontroller blodtrykket regelmæssigt.

Hyper- og hypotension er to modsatrettede blodtrykstilstande, som kan have alvorlige kliniske konsekvenser, hvis de ikke håndteres korrekt. Tidlig erkendelse, regelmæssig overvågning og tilpasning af behandlingen er afgørende for at forhindre komplikationer i forbindelse med disse tilstande.

Elektrolytforstyrrelser.

Elektrolytforstyrrelser henviser til en ubalance i elektrolytniveauet i kroppen. Elektrolytter er essentielle mineraler, der findes i blod og andre kropsvæsker, og som leder elektricitet og er afgørende for, at mange kropsfunktioner fungerer normalt. I forbindelse med nefrologi er disse ubalancer særligt relevante, da nyrerne spiller en central rolle i reguleringen af elektrolytniveauer.

1. Hyperkaliæmi (højt kaliumniveau)
   - Årsager:
     - Nyreinsufficiens
     - Medicin (f.eks. angiotensin-konverterende enzymhæmmere eller ikke-steroide antiinflammatoriske lægemidler)
     - Vævsødelæggelse (forbrændinger, traumer)
     - Metabolisk acidose
   - Symptomer :
     - Muskelsvaghed eller lammelse
     - Hjertearytmier
     - Træthed
     - Åndenød
     - Hjertebanken
   - Behandling :
     - Medicin til stabilisering af cellemembranen (f.eks. calciumgluconat)
     - Medicin til at fjerne kalium fra kroppen (f.eks. kationbytterharpikser)
     - Dialyse

2. Hyponatriæmi (lavt natriumniveau)
   - Årsager:
     - Hjertesvigt
     - Cirrose
     - Nyreinsufficiens
     - Uhensigtsmæssig antidiuretisk sekretionssyndrom (SIADH)
   - Symptomer :
     - Kvalme og opkastning
     - Hovedpine
     - Træthed
     - Kramper
     - Koma
   - Behandling :
     - Begrænsning af vand
     - Administration af saltvandsopløsning
     - Medicin (såsom tolvaptan)

3. Hypercalcæmi (høje calciumniveauer)
- Årsager:
  - Hyperparathyreoidisme
  - Kræft
  - For meget D-vitamin
- Symptomer :
  - Overdreven tørst og hyppig vandladning
  - Kvalme og opkastning
  - Forstoppelse
  - Muskelsvaghed
  - Forvirring eller demens
- Behandling :
  - Intravenøs hydrering
  - Diuretika
  - Medicin (som f.eks. bisfosfonater)

4. Hypocalcæmi (lavt calciumniveau)
- Årsager:
  - Hypoparathyreoidisme
  - Kronisk nyresvigt
  - Lavt indtag af D-vitamin
  - Pankreatitis
- Symptomer :
  - Tetani (ufrivillige muskelsammentrækninger)
  - Følelsesløshed og snurren omkring munden eller i ekstremiteterne
  - Muskelspasmer
  - Kramper
- Behandling :
  - Tilskud af calcium og D-vitamin
  - Behandling af den underliggende årsag

Elektrolytubalancer kan have alvorlige virkninger på mange af kroppens systemer, især hjertet, musklerne og nervesystemet. Håndteringen af dem kræver omhyggelig vurdering og overvågning samt målrettede indgreb for at genoprette balancen. Nyrerne spiller en afgørende rolle i denne regulering, og derfor er det vigtigt med god nefrologi i behandlingen og forebyggelsen af disse ubalancer.

Håndtering af infektioner.

Håndtering af infektioner er et afgørende aspekt af nefrologi, især fordi patienter med nyresygdomme ofte er immunsupprimerede, enten på grund af deres underliggende sygdom eller på grund af de behandlinger, de får, især dialyse. Desuden kan udstyr, der bruges i nefrologien, som f.eks. katetre, introducere indgangspunkter for infektioner. Håndtering af infektioner inden for nefrologi kræver en omfattende tilgang, der omfatter forebyggelse, diagnose, behandling og overvågning.

1. Forebyggelse af infektioner
   - **Håndhygiejne**: Det er den enkleste og mest effektive måde at forebygge infektioner på.
   - **Steril kateterpleje**: Sørg for, at alle katetre anlægges, vedligeholdes og fjernes under sterile forhold.
   - **Vaccination**: Vaccinationer mod influenza, lungebetændelse og andre relevante infektioner bør anbefales.
   - **Patientuddannelse**: Patienter bør undervises i at genkende tegn på infektion og udføre passende hjemmepleje, især hvis de er i peritonealdialyse.

2. Identifikation og diagnose
   - **Symptomer, du skal være opmærksom på**: Feber, kulderystelser, rødme eller ømhed omkring kateteret, uklar eller ildelugtende urin eller andre tegn på infektion.
   - **Diagnostiske tests**: Kulturer af blod, urin eller peritonealvæske for at identificere patogenet. Billeddiagnostiske tests kan også være nyttige.

3. Behandling
   - **Antibiotika**: Valget af antibiotikum vil afhænge af det identificerede patogen og dets følsomhed. I nogle

tilfælde kan man starte en empirisk behandling, mens man venter på dyrkningsresultaterne.
- **Kateterpleje**: I tilfælde af kateterrelaterede infektioner kan kateteret kræve fjernelse, udskiftning eller specifik behandling.
- **Behandling af komplikationer**: Infektioner kan nogle gange føre til komplikationer som sepsis, der kræver intensiv behandling.

4. Overvågning
- **Regelmæssig overvågning**: Patienterne bør overvåges regelmæssigt for at sikre, at infektionen er forsvundet, og for at opdage eventuelle tilbagefald.
- **Overvågning af resistens**: I hospitalssammenhæng er overvågning af antibiotikaresistente stammer afgørende for at vejlede fremtidige behandlinger.

Håndtering af infektioner inden for nefrologi er en konstant udfordring, der kræver årvågenhed, uddannelse og samarbejde mellem sundhedspersonalet. Det er et spørgsmål om både forebyggelse og hurtig, effektiv behandling, når der opstår infektioner. En proaktiv tilgang kan langt hen ad vejen forbedre resultaterne for nefrologiske patienter og reducere byrden af nosokomielle infektioner.

Kapitel 5

FORHOLDET TIL PATIENTEN

Effektiv kommunikation med patienten og familien.

Kommunikation er en vigtig søjle i sundhedsvæsenet. Inden for nefrologi, hvor patienter kan stå over for komplekse diagnoser, langvarige behandlinger og vigtige medicinske beslutninger, er klar, medfølende og effektiv kommunikation altafgørende. Dette omfatter ikke kun patienten, men også deres familie og kære, som ofte spiller en afgørende rolle i at yde støtte og pleje.

1. Aktiv lytning
   - **At byde følelser velkommen**: Anerkendelse og validering af patientens og familiens følelser. Forsikre dem om, at deres bekymringer bliver hørt og taget i betragtning.
   - **Stil åbne spørgsmål**: Det giver et komplet billede af patientens situation, bekymringer og behov.
   - **Undgå afbrydelser**: Giv patienten og familien mulighed for at udtrykke deres tanker fuldt ud uden at blive afbrudt.

2. Klar og tilgængelig information
   - **Enkelt sprog**: Undgå medicinsk jargon, og forklar komplekse termer på en forståelig måde.
   - **Tilvejebringelse af skriftlige ressourcer**: Brochurer, videoer eller hjemmesider kan være nyttige for patienter og familier, der ønsker at lære mere.
   - **Gentagelse af information**: Dette sikrer, at patienten og familien har forstået og husket de vigtige detaljer.

3. Empatisk kommunikation
   - **Validering**: Anerkendelse af værdien af patienters og deres familiers følelser og erfaringer.
   - **Empati**: At sætte sig i patientens sted for at forstå deres frygt, håb og behov.

- **Beroligelse**: At give følelsesmæssig støtte, især når vanskelige diagnoser annonceres, eller store medicinske beslutninger diskuteres.

4. Samarbejde og fælles beslutningstagning
   - **Inddragelse af patienten**: At betragte patienten som en partner i den medicinske beslutningstagning.
   - **Udforskning af muligheder**: Diskuter fordele, ulemper og mulige alternativer for hver terapeutisk beslutning.
   - **Respektere værdier og præferencer**: Tage hensyn til kulturelle, religiøse eller personlige overbevisninger i beslutningsprocessen.

5. Håndtering af vanskelige situationer
   - **Nedtrapning af spændinger**: Hvis en patient eller et familiemedlem er vred eller frustreret, skal man forholde sig roligt og ikke defensivt.
   - **Bed om støtte**: Kontakt kolleger, socialrådgivere eller psykologer, hvis det er nødvendigt.
   - **Sætte klare grænser**: I situationer, hvor patienten eller familien er vanskelig eller ikke samarbejder, er det vigtigt at sætte grænser, samtidig med at man bevarer respekten.

6. Fortrolighed
   - **Beskyttelse af oplysninger**: Sørg for, at patienternes medicinske oplysninger behandles fortroligt, og del dem kun med deres samtykke.
   - **Diskussion i et privat miljø**: Undgå at diskutere følsomme medicinske detaljer på offentlige eller åbne steder.

Effektiv kommunikation er meget mere end blot at udveksle information. Det er en kunst, der kræver følsomhed, tålmodighed, klarhed og empati. Inden for nefrologi, hvor patienterne ofte står over for store udfordringer, kan solid kommunikation gøre forskellen mellem forvirring og klarhed, isolation og støtte, frygt og tillid.

Vigtigheden af patientuddannelse.

Patientuddannelse inden for nefrologi er et grundlæggende aspekt, der har direkte indflydelse på kliniske resultater, livskvalitet og overholdelse af behandlingen. Patienter med nyresygdomme står over for en lang række medicinske udfordringer og skal ofte træffe komplekse beslutninger om deres helbred. Passende uddannelse gør det ikke kun muligt for dem at forstå deres sygdom bedre, men også at blive aktive og informerede aktører i deres egen behandling.

1. Selvstændighed og bemyndigelse
   - **Selvforvaltning**: Uddannede patienter har en bedre evne til at forvalte deres tilstand, hvad enten det drejer sig om kost, medicinforvaltning eller rutinemæssig pleje.
   - **Informeret beslutningstagning**: Når patienterne forstår alt om deres sygdom, er de bedre i stand til at træffe informerede beslutninger om deres behandling, hvad enten det drejer sig om dialyse, transplantation eller andre indgreb.

2. Bedre overholdelse af behandlingen
   - **Forståelse af medicin**: Det er vigtigt at vide, hvorfor og hvordan man tager sin medicin for at undgå komplikationer og maksimere effektiviteten af sin behandling.
   - **Symptomgenkendelse**: Ved at kende de almindelige tegn og symptomer på komplikationer eller forværring af deres tilstand kan patienterne gribe hurtigere ind eller søge hjælp, hvis de har brug for det.

3. Reduktion af komplikationer og hospitalsindlæggelser
- **Undgå fejl**: En bedre forståelse af ordinerede behandlinger og diæter kan hjælpe med at forhindre fejl, såsom overdosering af medicin eller forkerte madvalg.
- **Tidlig opdagelse**: Uddannede patienter kan hurtigt genkende advarselstegnene på alvorlige komplikationer, hvilket kan føre til hurtigere indgriben og potentielt redde liv.

4. Forbedret livskvalitet
- **Mindre angst**: Forståelse af din sygdom og dens behandling kan reducere frygt og usikkerhed, faktorer der ofte er forbundet med angst.
- **Social støtte**: Patienter, der er velinformerede, er bedre i stand til at kommunikere deres behov og bekymringer til dem, der står dem nær, og derved styrke støttenetværk.

5. Sundhedsfremme og forebyggelse
- **En sund livsstil**: Med den rette information kan patienterne træffe informerede valg om deres kost, fysiske aktivitet og andre livsstilsvaner, der har direkte indflydelse på deres nyresundhed.
- **Vaccination og forebyggelse af infektioner**: Uddannelse kan understrege vigtigheden af regelmæssig vaccination og foranstaltninger til infektionskontrol, som er afgørende for nefrologiske patienter.

Patientuddannelse inden for nefrologi er en hjørnesten i holistisk, patientcentreret pleje. Det er en dynamisk proces, der kræver regelmæssige justeringer, efterhånden som patientens tilstand udvikler sig, eller ny information bliver tilgængelig. Ved at investere i patientuddannelse kan sundhedspersonalet ikke kun håbe på at forbedre de kliniske resultater, men også på at berige deres patienters livskvalitet ved at give dem de værktøjer, de har brug for til at navigere i det komplekse nefrologiske landskab med selvtillid.

Håndtering af angst og patientstress.

Håndtering af angst og stress er et kritisk aspekt i plejen af nefrologiske patienter. Konfronteret med ofte vanskelige diagnoser, invasive behandlinger og usikkerhed om fremtiden, kan disse patienter opleve høje niveauer af psykologisk stress. Tilstrækkelig håndtering af denne stress er ikke kun afgørende for patientens psykologiske velbefindende, men har også en positiv indvirkning på kliniske resultater og overholdelse af behandlingen.

1. Anerkendelse og vurdering
   - **Regelmæssig screening**: Tidlig identifikation af tegn på angst og stress giver mulighed for hurtigere indgriben. Validerede vurderingsværktøjer kan bruges til regelmæssigt at vurdere patientens psykologiske tilstand.
   - **Åben diskussion**: Det er vigtigt at skabe et miljø, hvor patienterne føler sig trygge ved at dele deres bekymringer og følelser.

2. Interventionsteknikker
   - **Kognitiv adfærdsterapi (CBT)**: Denne tilgang fokuserer på at identificere og omstrukturere negative tanker og adfærdsmønstre. Den har vist sig at være effektiv til at håndtere angst og stress.
   - **Afslapning og meditation**: Regelmæssig udøvelse af dybe afslapningsteknikker, såsom dyb vejrtrækning, meditation og visualisering, kan hjælpe med at reducere stressniveauet.

3. Farmakologisk støtte
- **Angstdæmpende medicin**: For nogle patienter kan det være nødvendigt at tage medicin for at håndtere deres angst, især hvis den er alvorlig eller vedvarende. Det er dog vigtigt at overvåge lægemiddelinteraktioner, især hos nyrepatienter.
- **Psykiatrisk konsultation**: I alvorlige eller komplekse tilfælde kan det være nødvendigt at konsultere en specialist.

4. Følelsesmæssig og social støtte
- **Støttegrupper**: At dele erfaringer med andre patienter i lignende situationer kan give et beroligende perspektiv.
- **Familierådgivning**: Nyresygdom påvirker hele familien. Familiestøtte og rådgivning kan hjælpe med at håndtere kollektiv stress.

5. Uddannelse og information
- **Reducere usikkerhed**: En af de vigtigste kilder til angst er usikkerhed. Klar og forståelig information om sygdommen, behandlingen og forventningerne kan hjælpe med at reducere denne følelse.
- **Workshops og seminarer**: Organisering af undervisningssessioner om stress- og angsthåndtering kan give patienterne de værktøjer, de har brug for til at håndtere deres tilstand.

6. Fysiske aktiviteter og fritid
- **Regelmæssig motion**: Fysisk aktivitet har en dokumenteret gavnlig effekt på stress og angst.
- **Terapeutisk fritid**: At opmuntre patienter til at deltage i aktiviteter, de holder af, såsom musik, kunst eller læsning, kan give en velkommen flugt og distraktion.

Håndtering af angst og stress hos nefrologiske patienter er en afgørende del af deres samlede behandling. At genkende og håndtere disse følelser er ikke kun et spørgsmål om komfort eller følelsesmæssigt velbefindende; det kan have en direkte indvirkning på behandlingsadherence, livskvalitet og kliniske resultater. Ved at integrere sund psykologisk håndtering i hver patients plejeplan sikrer vi, at ikke kun deres fysiologiske behov, men også deres følelsesmæssige og psykologiske behov bliver opfyldt.

Kapitel 6

SYGEPLEJERSKENS VELBEFINDENDE

Følelsesmæssige og psykologiske udfordringer.

En nefrologisk patients rejse er fyldt med følelsesmæssige og psykologiske udfordringer. Fra diagnosen til den daglige håndtering af sygdommen er den psykologiske dimension en central søjle i patientoplevelsen. At forstå og forudse dem gør det muligt for sundhedspersonalet at tilbyde holistisk pleje, hvor mentalt velbefindende er lige så højt prioriteret som fysisk sundhed.

1. Annoncering af diagnosen
   - **Chok og fornægtelse**: Meddelelsen om kronisk nyresygdom opleves ofte som en omvæltning, hvilket kan føre til indledende fornægtelse og endda uforståenhed.
   - **Frygt for fremtiden**: Diagnosen er ledsaget af usikkerhed om fremtiden, sygdomsforløbet og den fremtidige livskvalitet.

2. Ændring af kropsbillede
   - **Fysiske forandringer**: Dialyse, katetre og andre procedurer kan ændre det fysiske udseende og påvirke selvopfattelsen.
   - **Selvværd**: Kostrestriktioner, træthed eller andre symptomer kan føre til en følelse af mindreværd eller anderledeshed.

3. Dagligt behandlingstryk
   - **Dialysens begrænsninger**: Regelmæssige dialysesessioner kan føles som en begrænsning, der griber ind i frihed og spontanitet.
   - **Håndtering af medicin**: Regelmæssig indtagelse og justering af medicin kan forårsage stress og angst.

4. Frygt for komplikationer
- **At forudse kriser**: Frygten for pludselige komplikationer eller en forværring af helbredet kan være allestedsnærværende.
- **Frygt for afhængighed**: Frygten for at blive afhængig af sine kære eller det medicinske system er en almindelig følelse.

5. Social indflydelse
- **Isolation**: Behandlingens begrænsninger kan reducere den sociale interaktion og føre til en følelse af isolation eller ensomhed.
- **Familiens rolle**: Det kan være svært at acceptere den ændrede rolle i familien, nogle gange fra forsørger til afhængig.

6. Finansielle bekymringer
- **Behandlingsomkostninger**: Selv med en god sygesikring kan de omkostninger, der er forbundet med at håndtere sygdom, være en kilde til stress.
- **Professionelle forstyrrelser**: Sygdom kan føre til fravær fra arbejdet eller ændringer i professionen, med økonomiske konsekvenser.

7. Problemer i forbindelse med transplantation
- **Venter** : At vente på en organdonation er en tid med angst, håb og usikkerhed.
- **Tilpasning efter transplantation**: Selv efter en vellykket transplantation er der en tilpasningsfase med nye medicinske rutiner.

8. Foregribelse af livets afslutning
- **Eksistentielle spørgsmål**: Konfrontationen med dødeligheden kan give anledning til dybe overvejelser om meningen med livet, spiritualitet og religion.

- **Planlægning**: Behovet for at tænke på forhåndsplanlægning af pleje eller forhåndsdirektiver kan være en kilde til angst.

En nefrologisk patients forløb er ikke kun præget af fysiske udfordringer; det er også dybt farvet af følelser, spørgsmål og psykologiske udfordringer. Disse aspekter fortjener lige så meget opmærksomhed som de medicinske behandlinger. At anerkende, forstå og støtte disse følelsesmæssige udfordringer er nøglen til ægte patientcentreret pleje, hvor menneskelighed og medicin bevæger sig fremad hånd i hånd.

Vigtigheden af egenomsorg.

Egenomsorg, et begreb, der omfatter de individuelle aktiviteter, der er involveret i at tage vare på ens fysiske, mentale og følelsesmæssige helbred, er af afgørende betydning, især i forbindelse med nefrologi. For både sygeplejersker og patienter er egenomsorg meget mere end blot et sæt af metoder: Det er en filosofi, der hjælper med at bevare integriteten, styrke modstandskraften over for udfordringer og forbedre den generelle livskvalitet.

1. Egenomsorg for sygeplejersken
    - **Forebyggelse af udbrændthed**: Det ofte hektiske tempo i nefrologien med alle de akutte og kritiske situationer kan hurtigt føre til udbrændthed. Regelmæssige øjeblikke med egenomsorg kan hjælpe med at forhindre dette.
    - **Opretholdelse af følelsesmæssig kompetence**: Håndtering af følelser, både dine egne og patienternes, er grundlæggende. Egenomsorgspraksisser som meditation og refleksion hjælper med at udvikle bedre følelsesmæssig regulering.

- **Perspektiv og balance**: Ved at tage sig tid til sig selv kan sygeplejersker sætte hverdagens udfordringer i perspektiv, forny deres motivation og opretholde en balance mellem deres professionelle og personlige liv.

2. Egenomsorg for patienten
   - **Selvstændiggørelse**: Egenomsorg giver patienterne mulighed for at genvinde kontrollen over deres liv og ikke kun føle sig afhængige af det medicinske system. De bliver aktive aktører i deres eget helbred.
   - **Symptombehandling**: Visse former for egenomsorg, som f.eks. en passende kost eller afslapning, kan hjælpe med at reducere symptomerne og endda forbedre smertebehandlingen.
   - **Forbedret livskvalitet**: Ved regelmæssigt at deltage i aktiviteter, som de nyder, kan patienterne berige deres dagligdag, reducere stress og øge deres generelle velbefindende.

3. Hvordan man integrerer egenomsorg
   - **Uddannelse og bevidsthed**: Det er vigtigt at informere om vigtigheden og fordelene ved egenomsorg. Workshops, seminarer eller informationsmateriale kan tilbydes.
   - **Udarbejdelse af en plan for egenomsorg**: Alle, både plejere og patienter, bør udarbejde en plan for egenomsorg, der er skræddersyet til deres behov og livstempo.
   - **Inddragelse i plejeplanen**: For patienter kan egenomsorg integreres i den overordnede plejeplan, hvilket sikrer, at den overvejes på samme måde som andre medicinske indgreb.

4. De forskellige facetter af egenomsorg
   - **Fysisk**: Dette omfatter fysisk aktivitet, en afbalanceret kost, tilstrækkelig søvn og regelmæssig medicinering.

- **Følelsesmæssig**: Dette indebærer at genkende, udtrykke og håndtere følelser. Det kan gøres ved at skrive dagbog, gå i terapi, slappe af eller meditere.
- **Mental**: Aktiviteter, der stimulerer sindet, såsom at læse, spille spil eller lære nye ting, bidrager til mental egenomsorg.
- **Spirituel**: For nogle mennesker er spiritualitet, hvad enten den er religiøs eller ej, en kilde til fred og mening. Det kan omfatte bøn, meditation eller kontakt med naturen.

I det store nefrologiske landskab, hvor kliniske og følelsesmæssige udfordringer florerer, dukker egenomsorg op som et fyrtårn, der guider både plejepersonale og patienter mod fornyet balance og velbefindende. Ud over en række handlinger er det en kultur af venlighed over for sig selv, der skal vedtages og fremmes. For at klare sig igennem nyresygdommens storme og det kliniske ansvar er denne praksis med selvomsorg ikke en luksus, men en tvingende nødvendighed.

At finde en balance mellem arbejdsliv og privatliv.

At finde en balance mellem arbejdsliv og privatliv er en delikat dans, som mange fagfolk, herunder nefrologiske sygeplejersker, forsøger at mestre. Mens urets visere fortsætter med at tikke, forsøger disse sundhedsprofessionelle at jonglere den livsvigtige pleje, de yder til deres patienter, med deres egne menneskelige behov for privatliv, hvile og fritid.

Forestil dig hospitalets bankende hjerte, hvor hvert tik på uret er et liv, en historie, et ansvar. Nefrologiske sygeplejersker befinder sig i denne malstrøm hver dag, hvor de yder trøst og pleje til patienter med nyresygdomme. Disse øjeblikke er ofte præget af stærke følelser, lige fra glæden over en vellykket nyretransplantation til melankolien over en vanskelig dialyse. Hvordan kan man i denne hvirvelvind finde tid til at trække vejret, leve, elske og være sig selv?

Først og fremmest er det vigtigt at anerkende værdien af balance. En sygeplejerske, der er udmattet, både følelsesmæssigt og fysisk, kan næppe yde optimal pleje. Ligesom ilt i et fly i nød, er man nødt til at redde sig selv først, før man kan redde andre.

Så sygeplejersker har, som så mange andre, brug for at afsætte hellige øjeblikke, de bobler af tid, hvor vi kobler fra det professionelle og forankrer os i det personlige. Det kan være en aften, hvor vi læser en bog, en weekend på landet eller bare et par timer, hvor vi går en tur.

Men balance handler ikke kun om store armbevægelser. Den ligger også i de små rutiner i hverdagen. Måske er det at tage sig tid til at nyde en kop kaffe, inden man går i gang med en vagt, eller finde et par minutter til at meditere mellem to patienter. Disse øjeblikke, hvor korte de end er, kan give et tiltrængt pust af frisk luft.

Kommunikation er også nøglen. Kolleger, venner og familie kan tilbyde uvurderlig støtte. De kan minde sygeplejerskerne om, hvor vigtigt det er at passe på sig selv, tilbyde en skulder at læne sig op ad eller bare lytte.

At finde den balance er en rejse, ikke en destination. Hver dag byder på sin del af udfordringer og belønninger. Men i denne søgen er det vigtigt at huske, at hvis man vil være den bedste i sit fag, skal man også være den bedste for sig selv. Så ved at danse mellem professionelt ansvar og personlige glæder kan nefrologiske sygeplejersker ikke kun gøre deres patienters liv lysere, men også deres eget.

Kapitel 7

UDTALELSER OG CASESTUDIER

Typiske dage: udtalelser fra erfarne sygeplejersker.

Det siges ofte, at den bedste måde at forstå en andens hverdag på er at gå i hans eller hendes sko, om det så kun er for en dag. Nefrologi er med sin kompleksitet og nuancer ingen undtagelse. Hvilken bedre måde at male dette billede på end at høre historierne fra dem, der står i forreste linje? Her er et par udtalelser fra erfarne sygeplejersker, der beskriver deres typiske dage i nefrologien.

1. Clara, 7 års erfaring med hæmodialyse
"Jeg starter min dag kl. 6.30 om morgenen. Efter en hurtig gennemgang af journalerne sørger jeg for, at alle maskiner er klar. Når patienterne ankommer, tæller hvert minut. Nogle er bange, andre er trætte. Mit job er at lindre deres bekymringer og samtidig sørge for deres sikkerhed under dialysen. Der er altid komplikationer, der skal håndteres, uanset om det er lavt blodtryk eller en maskinalarm. Men på trods af presset er der intet, der slår tilfredsstillelsen ved at se en patient forlade centret med et smil på læben."

2. Jérôme, 10 års erfaring på en nefrologisk intensivafdeling
"Min tjeneste er uforudsigelig. Jeg kan starte dagen roligt, og så ændrer alt sig på et øjeblik med en nødsituation. Sagerne er ofte komplekse. Der er øjeblikke af intens koncentration, som når jeg lægger et kateter, men også øjeblikke af dyb menneskelighed, når jeg holder en ængstelig patient i hånden. Teamwork er afgørende her. Vi er hinandens øjne og ører."

3. Isabelle, 12 års erfaring med terapeutisk uddannelse
"Min dag er en blanding af at undervise og lytte. Jeg informerer patienterne om deres sygdomme, behandlinger og diæter. Men oftest lytter jeg. Diagnosen er et chok for

mange mennesker. Mine yndlingsøjeblikke? Når en patient kommer tilbage måneder senere, bedre informeret, mere selvsikker, og takker mig for at have hjulpet dem med at navigere gennem denne storm."

4. Léa, 9 års erfaring med nyretransplantation
"Enhver transplantation er et kapløb med tiden. Dagen starter ofte tidligt, med annonceringen af en kompatibel donor. Hver fase er afgørende, fra patientforberedelse til postoperativ overvågning. Trætheden er reel, men når en patient fortæller mig, at de føler sig levende igen takket være deres nye nyre, er det det hele værd."

Selvom historierne er forskellige, har de en rød tråd: en passion for deres fag, vigtigheden af menneskelig kontakt og ønsket om at gøre en forskel. For disse sygeplejersker er hver dag både en udfordring og en mulighed. De er nefrologiens ubesungne helte, som altid bidrager med dygtighed, medfølelse og dedikation.

Erfaringer fra komplekse sager.

Nefrologi er et felt, der byder på et væld af kliniske situationer, lige fra det enkle og rutineprægede til det ekstraordinære og komplekse. Sidstnævnte, med deres unikke udfordringer, giver ofte uvurderlige lektioner, ikke kun i kliniske færdigheder, men også i kommunikation, empati og etik. Her er et par lektioner fra komplekse tilfælde, der har præget adskillige nefrologers karriere.

1. Kommunikation overskrider ord
Case: En døv og stum patient deltog regelmæssigt i dialysesessioner. I begyndelsen var kommunikationen vanskelig, hvilket førte til stress og misforståelser.
Lektion: Holdene var nødt til at udvikle nye nonverbale kommunikationsevner, bruge teknologi og være kreative.

Situationen mindede alle om vigtigheden af adaptiv kommunikation og selve essensen af empati.

2. Hver patient er unik, og det samme er deres behandling
Case: En patient havde alvorlige allergiske reaktioner på lægemidler, der ofte bruges i dialyse, hvilket gjorde processen farlig for hende.
Lektion: Standardprotokoller måtte tilpasses for at imødekomme denne patients behov. Dette understregede behovet for en individualiseret tilgang til pleje og den fleksibilitet, der kræves for at håndtere atypiske situationer.

3. Etik i centrum for beslutningstagning
Case: En patient med nyresygdom i slutstadiet og strenge religiøse overbevisninger nægtede en potentiel transplantation. Det medicinske team var splittet mellem at respektere hans valg og tilbyde ham den bedst mulige livskvalitet.
Lektion: Respekt for patientens autonomi er altafgørende, også selv om det strider mod plejerens personlige overbevisninger. Etisk beslutningstagning kræver åben diskussion, patientdeltagelse og nogle gange støtte fra en etisk komité.

4. Modstandsdygtighed over for det uventede
Case: Efter en større strømafbrydelse på en dialyseafdeling kunne mange patienter ikke få deres behandling, hvilket bragte deres liv i fare.
Lektion: Evnen til at tilpasse sig og reagere hurtigt er afgørende. Holdene var nødt til at organisere transport til andre centre, omprioritere sager og kommunikere effektivt med patienter og familier. Dette understregede vigtigheden af nødberedskab og teamsammenhold.

5. Teknologi er et værktøj, ikke en løsning
Case: En patient brugte et telemedicinsk apparat til sin hjemmedialyse. Selvom alt teknisk set fungerede, følte patienten sig isoleret og ængstelig.

Lektion: Teknologi kan forbedre effektiviteten af plejen, men den kan ikke erstatte den menneskelige kontakt. Regelmæssig opfølgning, forståelse af patienternes følelsesmæssige behov og tilbud om holistisk støtte er afgørende.

Disse cases, blandt mange andre, illustrerer nefrologiens rigdom og kompleksitet. De tjener som en påmindelse om, at selvom hver situation er unik, så har erfaringerne universel anvendelse, beriger den kliniske praksis og styrker båndet mellem plejer og den plejede.

Inspiration og motivation at fortsætte ad denne vej.

Nefrologiske sygeplejersker kan, ligesom mange andre sundhedsprofessionelle, nogle gange føle sig trætte, udmattede eller endda håbløse over for de daglige udfordringer. Men der er altid noget, der driver dem til at holde ud, forblive engagerede og fortsætte med at yde kvalitetspleje. Her er et par kilder til inspiration og motivation, som opmuntrer disse dedikerede fagfolk til at fortsætte:

1. Terapeutiske succeser
Der er ikke noget mere glædeligt for en nefrologisk sygeplejerske end at se en patient blomstre op efter en vellykket transplantation eller at se en mærkbar forbedring af livskvaliteten takket være effektiv dialyse. Disse medicinske succeser er en påmindelse om den direkte virkning af deres arbejde.

2. Relationer mellem patient og plejepersonale
Over tid udvikler sygeplejersker stærke bånd til deres patienter. Disse relationer, der bygger på tillid og medfølelse, bliver ofte en kilde til inspiration. At se en

patient overvinde forhindringer, til dels takket være sygeplejerskens hjælp og støtte, forstærker pligtfølelsen.

3. Konstant læring
Medicin er i konstant udvikling, og nefrologi er ingen undtagelse. Ny forskning, teknikker og teknologier giver mulighed for læring og innovation. Denne konstante søgen efter viden fornyer passionen hos mange fagfolk.

4. Fællesskabets indvirkning
Sygeplejersker arbejder ikke kun på et individuelt niveau; deres arbejde har en indvirkning på hele samfundet. Ved at uddanne patienter og fremme bevidstheden om nyresundhed spiller de en vigtig rolle i forebyggelsen og håndteringen af nyresygdomme på samfundsniveau.

5. Peer-støtte
At arbejde som en del af et tværfagligt team giver mulighed for at støtte hinanden og dele erfaringer og udfordringer. At vide, at man ikke er alene, at kollegerne deler de samme vanskeligheder og succeser, er unægtelig en kilde til motivation.

6. Inspirerende historier
Alle patienter har en historie, og nogle gange er det den historie, der inspirerer mest. Uanset om det er en person, der har overvundet enorme forhindringer for at leve et normalt liv takket være dialyse, eller en organdonor, der har givet nogen en ny chance, forstærker disse historier den dybe betydning af deres kald.

7. Personligt engagement
Mange sygeplejersker husker, hvorfor de valgte dette erhverv. For nogle var det et personligt kald, der opstod på baggrund af personlige eller familiemæssige erfaringer med nyresygdomme. For andre er det en passion for pleje, videnskab og medmenneskelighed. At genskabe

forbindelsen til denne oprindelige inspirationskilde kan tænde flammen igen.

Nefrologisygeplejerskens vej er ikke uden udfordringer, men det er netop disse udfordringer, der gør erhvervet så givende. Ved hele tiden at minde sig selv om, hvad der motiverer dem, finder disse fagfolk styrke og inspiration til at komme videre og fortsætte med at gøre en forskel.

Kapitel 8

ETIK OG NEFROLOGI

Almindelige etiske dilemmaer i nefrologi.

Nefrologien står, ligesom mange andre medicinske specialer, over for komplekse etiske dilemmaer. Disse dilemmaer opstår ofte, når grundlæggende etiske principper kommer i konflikt med hinanden. Her er nogle almindelige etiske dilemmaer, som nefrologiske fagfolk står over for:

1. Autonomi vs. velvilje
   - *Situation*: En patient afviser en nyretransplantation, der potentielt kunne forlænge hans liv.
   - *Dilemma*: Respektere patientens valg (autonomi) eller overtale dem til at acceptere den behandling, der er i deres bedste interesse (velgørenhed)?

2. Rationering af ressourcer
   - *Det er situationen*: Ressourcerne til dialyse er begrænsede, og der skal træffes beslutninger om, hvem der skal prioriteres til behandling.
   - *Dilemma*: Hvordan kan vi fordele begrænsede ressourcer retfærdigt, samtidig med at vi respekterer det enkelte livs iboende værdi?

3. Liv vs. livskvalitet
   - *Situation*: En ældre patient, der lider af flere komorbiditeter, har ringe chance for at overleve på lang sigt, selv med dialyse.
   - *Dilemma*: Skal vi fortsætte den intensive behandling for at forlænge livet, eller skal vi fokusere på patientens komfort og livskvalitet?

4. Informeret samtykke i forbindelse med kultur og religion
   - *Situation*: En patient nægter behandling på grund af sin religiøse overbevisning, selv om det bringer hans liv i fare.

- *Dilemma*: Hvordan kan vi respektere patienternes kulturelle og religiøse overbevisninger og samtidig sikre deres sundhed og sikkerhed?

5. Transplantationer og udvælgelseskriterier
   - *Situation*: To patienter har brug for en transplantation, men kun ét organ er tilgængeligt.
   - *Dilemma*: Hvordan beslutter vi, hvem der skal modtage organet? Skal beslutningen baseres på alder, kompatibilitet, ventetid eller andre kriterier?

6. Fortrolighed vs. pligt til at advare
   - *Situation*: En dialysepatient indrømmer, at han ikke følger sin behandling ordentligt, eller at han bruger forbudte stoffer, hvilket kan udgøre en risiko for ham.
   - *Dilemma*: Hvordan balancerer man respekten for patientens fortrolighed med pligten til at forebygge fare?

7. Livets afslutning og ophør af behandling
   - *Situation*: En patient med nyresygdom i slutstadiet beder om at blive taget ud af dialyse.
   - *Dilemma*: Hvordan kan vi imødekomme denne efterspørgsel og samtidig sikre, at patienterne er fuldt informerede og ikke udsættes for pres udefra?

Etiske dilemmaer inden for nefrologi understreger vigtigheden af god etisk træning og professionel støtte til sundhedspersonalet. De viser også behovet for tværfaglige tilgange, hvor læger, sygeplejersker, socialrådgivere, etikere og andre specialister arbejder sammen om at finde de bedste løsninger for patienterne.

Informeret samtykke og patientrettigheder.

Informeret samtykke er ikke bare en administrativ formalitet. Det er en grundlæggende søjle i moderne medicinsk behandling, som afspejler en dyb respekt for patientens rettigheder og værdighed. Den underliggende idé er, at ethvert individ har en iboende autonomi og som sådan bør have en afgørende stemme i beslutninger om deres eget helbred.

I nefrologiens verden er vejen til behandling ofte kompleks. Uanset om det drejer sig om dialyse, nyretransplantation eller andre indgreb, står patienterne ofte over for et utal af valg. Hver mulighed har sine egne fordele, risici og langsigtede konsekvenser. Det er her, informeret samtykke kommer ind i billedet.

Processen begynder med en åben kommunikation mellem sundhedspersonalet og patienten. I stedet for blot at ordinere en løsning, præsenterer lægen eller sygeplejersken hver tilgængelig mulighed og beskriver de forventede fordele, potentielle risici og mulige alternativer. Men det er ikke bare et spørgsmål om at give en lavine af medicinsk information. Oplysningerne skal gives på en forståelig måde, der tager hensyn til patientens vidensniveau og bekymringer.

Men informeret samtykke går langt videre end blot forståelse. Patienter skal også have frihed til at træffe et valg. Det betyder, at de ikke må føle sig presset, hverken af sundhedspersonale, familie eller andre. Deres beslutning, uanset om de er for eller imod en foreslået behandling, skal respekteres. Når alt kommer til alt, er det patienten, der vil opleve de direkte konsekvenser af denne beslutning.

Patientrettigheder er uløseligt forbundet med begrebet informeret samtykke. Enhver patient har ret til at vide, ret til at stille spørgsmål og frem for alt ret til at nægte behandling. Denne tilgang sætter patienten i centrum for den medicinske behandling og anerkender ham eller hende som en vigtig aktør i sit eget helbred og ikke blot som en passiv modtager af pleje.

Informeret samtykke og patientrettigheder styrker tillidsbåndet mellem patient og sundhedspersonale. I et så komplekst speciale som nefrologi er denne tillid uvurderlig. Den sikrer, at patienten og sundhedspersonalet, uanset hvilken vej der vælges, bevæger sig fremad sammen i et partnerskab baseret på gensidig respekt, forståelse og engagement.

Livets afslutning og palliativ pleje i nefrologi.

Livets afslutning inden for nefrologi er et dybt følelsesladet og ofte komplekst emne. Mens medicinske fremskridt har gjort det muligt at forlænge livet for mange mennesker med nyresygdomme, kommer der et tidspunkt, hvor livskvaliteten kan blive alvorligt kompromitteret. Det er her, palliativ pleje kommer til sin ret.

Palliativ pleje inden for nefrologi har til formål at forbedre livskvaliteten for patienter og deres familier i lyset af konsekvenserne af fremskreden nyresygdom. I modsætning til hvad du måske tror, fokuserer den ikke kun på de sidste dage eller uger af livet. De griber ind, så snart en alvorlig nyresygdom er diagnosticeret, og tilbyder pleje med fokus på at lindre smerter og andre generende symptomer samt yde psykologisk, social og åndelig støtte.

Inden for nefrologi kan introduktionen af palliativ pleje være kompleks. Patienten har måske været i dialyse i årevis og kæmper dagligt med de komplikationer, der følger med. Beslutningen om at stoppe eller ikke starte dialyse er vanskelig og skal diskuteres med patienten, familien og det medicinske team. Det kræver en grundig vurdering af de potentielle fordele ved at fortsætte dialysen i forhold til patientens livskvalitet og komfort.

Et af de grundlæggende aspekter af palliativ pleje er dialog. Det er vigtigt, at patienten, familien og det medicinske team kommunikerer åbent om forventninger, bekymringer og håb. Disse samtaler kan være vanskelige og berøre emner som forhåndsdirektiver, afvisning eller standsning af behandling og ønsker for de sidste øjeblikke af livet. Men det er gennem disse oprigtige diskussioner, at vi kan sikre en fredelig og værdig afslutning på livet.

Et andet centralt element i palliativ pleje er den tværfaglige tilgang. Teamet kan ikke kun omfatte nefrologer, men også specialiserede palliationssygeplejersker, psykologer, socialrådgivere, præster og andre fagfolk. Alle bidrager med deres egen ekspertise og sikrer, at der tages hensyn til alle patientens behov, hvad enten de er fysiske, følelsesmæssige, sociale eller åndelige.

Livets afslutning inden for nefrologi kan være præget af smerte, udmattelse og nød, både for patienten og hans eller hendes familie. Palliativ pleje sigter mod at lette disse byrder, tilbyde trøst og sikre, at hver dag, uanset hvor svær den er, leves med værdighed og respekt. Døden er en uundgåelig realitet, men vores tilgang til den kan gøre hele forskellen, og nefrologisk palliativ pleje minder os om, at hvert øjeblik tæller.

Kapitel 9

KULTUR OG MANGFOLDIGHED I NEFROLOGI

Udfordringerne ved pleje patienter fra en bred vifte af baggrunde.

Pleje af patienter med forskellig baggrund er en unik udfordring for sundhedspersonalet, især inden for et så komplekst område som nefrologi. Kulturel, socioøkonomisk, sproglig og religiøs mangfoldighed kan have en dybtgående indvirkning på den måde, patienter opfatter deres sygdom, deres behandling og forholdet til deres medicinske team.

En af de første udfordringer er sprogbarrieren. For en patient, der ikke taler samme sprog som sin plejer, kan det være svært at forstå finesserne i en diagnose eller et medicinsk indgreb. Det er derfor vigtigt at have adgang til kvalificerede medicinske tolke, der ikke kun kan oversætte ordene, men også nuancerne og de underliggende implikationer.

Kulturelle forskelle kan også påvirke, hvordan en patient opfatter sin sygdom og dens behandling. For eksempel kan nogle kulturer have specifikke overbevisninger om årsagerne til sygdom eller stærke meninger om vestlige behandlinger. For disse patienter kan integrationen af traditionel medicin eller spirituel praksis være afgørende for deres velbefindende.

Socioøkonomiske udfordringer spiller også en stor rolle. Patienter fra dårligt stillede baggrunde kan have svært ved at få adgang til pleje, følge behandlingen eller indføre en sund livsstil på grund af økonomiske begrænsninger eller mangel på tilstrækkelige ressourcer. Desuden kan stigmatisering i forbindelse med visse sygdomme eller fattigdom forhindre disse patienter i aktivt at søge lægehjælp.

Religiøs overbevisning og praksis kan også påvirke en patients tilgang til behandling. Nogle patienter kan f.eks. afvise blodtransfusioner eller organtransplantationer af religiøse årsager. I sådanne tilfælde er det afgørende, at det medicinske team er informeret om og respekterer disse overbevisninger, mens de søger alternative løsninger for at sikre den bedst mulige pleje.

Løsningen på disse udfordringer ligger i den kulturelle træning af sundhedspersonalet. Det indebærer ikke kun viden om forskellige kulturer og traditioner, men også evnen til at lytte aktivt og interagere med empati og åbenhed.

Det er også vigtigt at have et mangfoldigt team, der er i stand til at forstå og reagere på den enkelte patients unikke behov. Samarbejde med samfundsledere, kulturelle sundhedseksperter og patientforeninger kan også vise sig at være uvurderligt.

Udfordringen ved at tage sig af patienter med forskellige baggrunde er ikke bare at behandle en nyresygdom, men at forstå og respektere hele mennesket med alle dets særheder, overbevisninger og erfaringer. Det er denne holistiske tilgang, der garanterer pleje af høj kvalitet og opbygger tillid mellem patienten og hans eller hendes medicinske team.

Vigtigheden af kulturel sensitivitet.

Kulturel sensitivitet på det medicinske område, og i særdeleshed inden for nefrologi, er meget mere end blot bekvemmelighed. Det er en vigtig søjle i effektiv, empatisk og respektfuld medicinsk behandling. I en tid, hvor vi lever i en globaliseret verden, hvor flere og flere patienter med forskellige baggrunde mødes i sundhedsvæsenet, er det ikke kun en moralsk handling at anerkende og værdsætte denne mangfoldighed, men også en klinisk nødvendighed.

For det første bidrager kulturel sensitivitet til bedre kommunikation. Når sundhedspersonalet er i stand til at genkende og forstå sproglige og kulturelle forskelle, er de bedre i stand til at give klar information og dermed undgå misforståelser, der kan være skadelige for patientplejen. Dette rækker ud over sproget til forståelse af nonverbale udtryk, overbevisninger om sundhed og sygdom samt familie- og samfundsværdier.

For det andet hjælper det at være følsom over for kulturelle forskelle med at opbygge et tillidsforhold. Mistillid til det medicinske system er en reel barriere for mange patienter, som ofte har rod i negative tidligere erfaringer, stereotyper eller kulturelle overbevisninger. Ved at behandle hver patient som et unikt individ og værdsætte deres kultur, kan sundhedspersonalet skabe et miljø, hvor patienterne føler sig respekteret, lyttet til og forstået.

Kulturel sensitivitet er også med til at forbedre kvaliteten af plejen ved at sikre, at de behandlinger, der tilbydes, er passende og effektive. Nogle befolkningsgrupper kan have større risiko for at få visse sygdomme eller reagere anderledes på visse behandlinger. Desuden varierer den måde, hvorpå patienter opfatter og håndterer smerte, sygdom eller medicinsk behandling, meget afhængigt af deres kultur. Ved at tage højde for dette sikrer man, at plejeplanen virkelig er skræddersyet til den enkelte.

Endelig hjælper kulturel sensitivitet med at reducere uligheder i sundhed. Kulturelle barrierer kan ofte føre til forsinket diagnose, dårlig overholdelse af behandlingen eller manglende forebyggelse. Ved at være opmærksom på de specifikke behov i hvert samfund kan sundhedspersonale hjælpe med at bygge bro over disse kløfter og tilbyde ligeværdig pleje til alle.

Kulturel sensitivitet er ikke blot en ekstra færdighed, men en vigtig del af moderne medicin. Det beriger forholdet mellem patient og plejer, forbedrer kvaliteten af plejen og styrker den medicinske etik, der er baseret på respekt, empati og retfærdighed. Derfor bør løbende træning og udvikling i kulturel sensitivitet være en central del af de medicinske uddannelsesprogrammer og sundhedspolitikker.

Etniske karakteristika nyresygdom.

Som mange andre sygdomme manifesterer nyresygdom sig ikke altid på samme måde hos alle individer. Etniske og genetiske variationer kan påvirke forekomsten, diagnosen, udviklingen og responsen på behandling af nyresygdomme. Ved at forstå disse etniske forskelle kan sundhedspersonalet tilbyde en mere individualiseret og effektiv behandling.

1. Etnisk udbredelse:
    - **Afroamerikanere og afrocaribiere**: Disse befolkningsgrupper har en højere forekomst af kronisk nyresygdom, især segmental og fokal glomerulosklerose. APOL1-genet er særligt impliceret og giver en øget risiko for nyresygdom hos personer med to kopier af visse varianter.
    - **Asiater**: Nogle **asiatiske** grupper, især dem af sydasiatisk oprindelse, har en højere forekomst af diabetes, som er en stor risikofaktor for nyresygdom.
    - **Spansktalende og latinamerikanere**: Selvom de har en højere risiko for diabetes, ser det ud til, at de har en lavere risiko for at udvikle nyresygdom i slutstadiet end ikke-spansktalende.

2. Behandlingsrespons og håndtering:
   - Visse lægemidler, såsom ACE-hæmmere eller angiotensinreceptorantagonister, kan være mere eller mindre effektive afhængigt af etnisk oprindelse. For eksempel reagerer afroamerikanere nogle gange mindre godt på disse behandlinger end ikke-spansktalende hvide.

3. Genetiske aspekter:
   - Specifikke mutationer, såsom APOL1-genet nævnt ovenfor, kan disponere visse etniske befolkningsgrupper for nyresygdom. Identificering af disse genetiske variationer vil give en bedre forståelse af sygdommen og kan vise vejen til målrettede terapeutiske tilgange.

4. Sociale og kulturelle faktorer:
   - Opfattelsen af sygdom, overholdelse af behandling og adgang til pleje kan variere mellem etniske grupper på grund af kulturelle, socioøkonomiske eller sproglige faktorer. For eksempel kan nogle patienter foretrække traditionelle midler eller have specifikke overbevisninger om årsagen til deres sygdom.

5. Diagnose og progression:
   - Standardiserede diagnostiske kriterier, såsom serumkreatininniveauer til vurdering af nyrefunktion, skal muligvis justeres for etnicitet, da referenceniveauer kan variere mellem grupper.

6. Tilknyttede problemer:
   - Visse etniske grupper kan have hyppigere komorbiditeter, såsom hypertension eller diabetes, som har en direkte indflydelse på nyresygdom.

En patients etniske oprindelse spiller en væsentlig rolle i manifestationen og håndteringen af nyresygdomme. Klinikere er nødt til at være opmærksomme på disse særlige forhold for at kunne tilbyde optimal behandling. En individualiseret tilgang, der tager højde for etnisk og kulturel mangfoldighed, er afgørende for præcisionsmedicin inden for nefrologi.

Kapitel 10

TEKNOLOGI OG INNOVATION I NEFROLOGI

Nye teknologier inden for dialyse.

Den hurtige udvikling inden for medicinsk teknologi har haft stor indflydelse på dialyseområdet. Disse fremskridt sigter mod at forbedre behandlingens effektivitet, reducere tilknyttede komplikationer og give patienterne en bedre livskvalitet. Her er en oversigt over nye teknologier inden for dialyse, og hvordan de forandrer det nefrologiske landskab.

1. Ny generation af dialysemaskiner:
   - Disse moderne apparater giver større præcision i væskekontrollen, hvilket muliggør bedre eliminering af affaldsstoffer og mere præcis elektrolytbalance.
   - De har intuitive touchskærme, forbedrede brugergrænseflader og nem integration med hospitalernes informationssystemer.

2. Bærbar dialyse:
   - Fremkomsten af bærbare dialysemaskiner betyder, at patienterne kan modtage deres behandling i deres eget hjem. Det kan reducere den stress, der er forbundet med hyppige besøg på centret, og give større fleksibilitet.
   - Disse enheder er mindre, lettere og nemmere at bruge.

3. Nålefri dialyse:
   - Der forskes i at udvikle dialysesystemer, der ikke bruger nåle, hvilket reducerer smerte og risikoen for infektion.

4. Telemedicin:
   - Med integrationen af kommunikationsteknologier kan patienter nu få konsultationer med deres nefrolog via telemedicinske platforme. Det er især nyttigt for

patienter, der bor langt væk, eller til opfølgende konsultationer.

5. Kunstig intelligens og dataanalyse:
   - Ved at bruge AI til at analysere data fra dialysesessioner kan komplikationer forudses, behandlingsparametre optimeres og behandlingen personaliseres.
   - AI-baserede systemer kan også hjælpe med tidlig opdagelse af infektioner eller funktionsfejl i udstyr.

6. Forbedringer af dialysemembraner:
   - De nye membraner er designet til at være mere biokompatible, reducere inflammatoriske reaktioner og give bedre hæmodialyse.
   - Nogle innovative membraner muliggør bedre eliminering af mellemstore molekyler, som traditionelt har været svære at filtrere.

7. Virtual reality-træning:
   - Sundhedspersonale kan nu bruge virtual reality til at træne dialyseprocedurer, hvilket muliggør mere fordybende og praktisk træning.

8. Forskning i kunstige nyrer:
   - Der sker fremskridt inden for udviklingen af kunstige nyrer, som kan være et langsigtet alternativ til dialyse. Selvom denne teknologi stadig er i sin vorden, repræsenterer den et glimt af håb for nefrologiens fremtid.

Nye teknologier inden for dialyse revolutionerer behandlingen af patienter, der lider af nyresvigt. De tilbyder ikke kun forbedringer i behandlingens kvalitet og effektivitet, men også en bedre livskvalitet for patienterne ved at lægge magten i deres hænder og aktivt involvere dem i deres egen pleje.

Digitale applikationer og værktøjer til patientbehandling.

I en tid, der er domineret af digital teknologi, er medicin ingen undtagelse. Digitale værktøjer har ændret den måde, medicinsk behandling leveres på, og gjort patientbehandlingen mere effektiv, gennemsigtig og patientcentreret. Her er nogle af de digitale applikationer og værktøjer, der sætter deres præg på patientbehandlingen, især inden for nefrologi.

1. Elektroniske patientjournaler (EMR):
   - **Beskrivelse: Det er** digitaliserede databaser, der indeholder alle en patients medicinske oplysninger.
   - **Fordele:** Nem adgang, deling af information mellem sundhedspersonale, reduktion af medicinske fejl og bedre koordinering af pleje.

2. Patientportaler:
   - **Beskrivelse:** Online platforme, hvor patienter kan få adgang til deres medicinske oplysninger, booke aftaler, forny recepter og kommunikere med deres sundhedspersonale.
   - **Fordele:** Øger patientens autonomi, forbedrer kommunikationen og optimerer den administrative styring.

3. Telemedicinske anvendelser:
   - **Beskrivelse:** Tillader fjernkonsultationer, hvad enten det er via video, lyd eller chat.
   - **Fordele:** Øget tilgængelighed, kortere ventetider og bekvemmelighed for patienter og læger.

4. Applikationer til fjernovervågning:
   - **Beskrivelse:** Disse applikationer gør det muligt at overvåge vitale tegn, overholdelse af behandling og andre relevante data i realtid eller tæt på.

- **Fordele:** Tidlig opdagelse af komplikationer eller afvigelser, bedre overholdelse af behandlingen og større patientinddragelse.

5. Platforme til patientuddannelse:
   - **Beskrivelse:** Hjemmesider eller mobilapplikationer, der giver pålidelig information om sygdomme, behandlinger og forebyggende pleje.
   - **Fordele:** Bedre informerede patienter, evne til at træffe informerede beslutninger og forbedret sygdomshåndtering.

6. Systemer til administration af udnævnelser:
   - **Beskrivelse:** Værktøjer, der automatiserer booking, bekræftelse og påmindelse af aftaler.
   - **Fordele:** Reduceret fravær, optimeret klinisk tid og forbedret patientoplevelse.

7. Applikationer til medicinhåndtering:
   - **Beskrivelse:** Disse applikationer minder patienterne om, hvornår de skal tage deres medicin, overvåger lægemiddelinteraktioner og kan endda bruges til at forny recepter.
   - **Fordele:** Forbedrer overholdelse af medicinering, reducerer medicineringsfejl og forenkler den daglige administration.

8. Platforme til social interaktion:
   - **Beskrivelse:** Sygdomsspecifikke fora, grupper eller sociale netværk, hvor patienter kan dele deres erfaringer.
   - **Fordele:** Følelsesmæssig støtte, udveksling af praktiske råd og en følelse af at tilhøre et fællesskab.

9. Analyse og værktøjer til kunstig intelligens:
- **Beskrivelse:** Brug data til at forudsige risici, rådgive om optimale behandlinger og forudse patienternes behov.
- **Fordele:** Mere proaktiv pleje, reducerede omkostninger og forbedret plejekvalitet.

10. Virtual eller augmented reality-applikationer:
- **Beskrivelse:** Anvendes til medicinsk træning, distraktion under smertefulde procedurer eller genoptræning.
- **Fordele:** Innovative terapeutiske tilgange, større patientinddragelse og forbedret klinisk effektivitet.

Disse værktøjer, kombineret med passende uddannelse af sundhedspersonale og patienternes accept, har potentiale til at ændre nefrologien og andre medicinske områder ved at tilbyde mere personlig, patientcentreret og evidensbaseret pleje.

Fremtiden for telemedicin i nefrologi.

Telemedicin, eller det at behandle patienter på afstand ved hjælp af kommunikationsteknologi, har oplevet en fænomenal vækst i de senere år. Inden for nefrologi kan denne tilgang være særlig gavnlig, da der er behov for regelmæssigt at overvåge patienter, justere deres behandlinger og give løbende uddannelse. Lad os tage et kig på, hvad fremtiden kan bringe for telemedicin inden for dette specialområde.

1. Udvidelse af hjemmeplejen:
En af hovedtendenserne er, at plejen flyttes fra traditionelle dialysecentre til patientens hjem. Telemedicin letter denne overgang ved at muliggøre fjernovervågning af

dialysesessioner, regelmæssige konsultationer med nefrologer og kommunikation i realtid med plejepersonale.

2. Værktøjer til selvmonitorering:
Med udviklingen af forbundne enheder kan patienter nu selv overvåge vigtige parametre som blodtryk, vægt eller elektrolytniveauer. Disse data kan automatisk overføres til sundhedspersonale via sikre platforme til analyse og hurtig indgriben, hvis det er nødvendigt.

3. Forbedret uddannelse og træning:
Telemedicin giver mulighed for at afholde uddannelsessessioner for patienter, der dækker emner som medicinhåndtering, diætetik eller endda forberedelse til en nyretransplantation.

4. Bredere adgang:
For patienter, der bor i fjerntliggende eller underforsynede områder, nedbryder telemedicin geografiske barrierer og giver lettere adgang til specialister og kvalitetspleje.

5. Tværfagligt samarbejde:
Telemedicinske platforme fremmer et tættere samarbejde mellem nefrologer, sygeplejersker, diætister, socialrådgivere og andre medlemmer af plejeteamet, selv om de er geografisk spredt.

6. Kunstig intelligens og prædiktiv analyse:
Fremtidens telemedicin kan indeholde mere kunstig intelligens til at analysere tendenser i patientdata, forudsige potentielle komplikationer og rådgive om de bedste indgreb eller behandlingsjusteringer.

7. Personaliseret pleje:
Baseret på patientdata og -historik i realtid kan telemedicin lette en mere personlig tilgang og skræddersy plejen til den enkelte patients specifikke behov.

8. Omkostningsbesparelser:
Ved at undgå unødvendige hospitalsindlæggelser, komplikationer eller gentagne besøg har telemedicin potentiale til at reducere omkostningerne forbundet med behandlingen af nefrologiske patienter betydeligt.

9. Udfordringer forude:
Selvom det er lovende, vil telemedicin inden for nefrologi skulle overvinde visse udfordringer, såsom bekymringer om privatlivets fred, datasikkerhed, lovgivningsmæssige barrierer og modstand mod forandring fra visse fagfolk eller patienter.

Telemedicin er på vej til at blive en vigtig søjle i fremtidens nefrologi. Det giver en unik mulighed for at gentænke den måde, behandlingen leveres på, styrke patienterne og optimere de kliniske resultater. Men succesen vil afhænge af udbredelse, passende regulering og løbende uddannelse af sundhedspersonale.

Kapitel 11

FORSKNING OG DELTAGELSE KLINISKE UNDERSØGELSER

Introduktion til klinisk forskning i nefrologi.

På det store medicinske område er klinisk forskning stadig den grundlæggende søjle, der driver og former udviklingen af medicinsk behandling. Inden for nefrologi, et speciale, der beskæftiger sig med nyresygdomme, er klinisk forskning af afgørende betydning for at forbedre patienternes livskvalitet, foreslå nye behandlingsformer og i sidste ende redde liv. Denne introduktion til klinisk forskning i nefrologi har til formål at kaste lys over dens rolle, udfordringer og succeser.

1. Betydningen af klinisk forskning i nefrologi:
Nefrologi er, ligesom andre medicinske specialer, i konstant udvikling. Hver opdagelse eller innovation er ofte resultatet af mange års, eller endda årtiers, klinisk forskning. Uanset om det er for at forstå en nyresygdoms oprindelse, udvikle en ny behandling eller forbedre dialyseprotokoller, er klinisk forskning kernen i disse fremskridt.

2. Typer af forskning i nefrologi:
- **Grundforskning: Den** søger at forstå de cellulære og molekylære mekanismer i nyresygdomme.
- **Translationel forskning:** Dette bygger bro mellem grundforskning og klinisk forskning ved at anvende laboratorieopdagelser til patientbehandling.
- **Klinisk forskning:** Dette involverer forsøg på patienterne selv, ofte for at teste nye behandlinger, interventioner eller udstyr.
- **Epidemiologisk forskning:** Denne forskning fokuserer på tendenser, årsager og virkninger af sundhedsproblemer i specifikke befolkningsgrupper.

3. Gennemførelse af et klinisk forsøg:
Gennemførelsen af et klinisk forsøg i nefrologi følger

veldefinerede faser, fra den prækliniske fase til fase IV, hvor hver fase har et præcist mål og succeskriterier.

4. Udfordringer ved klinisk forskning i nefrologi:
På trods af sin betydning står forskning i nefrologi over for udfordringer som begrænset finansiering, etiske bekymringer i forbindelse med patientforsøg eller længden af forsøg, der er nødvendige for at bevise effekten af en intervention.

5. Teknologiens indvirkning:
Med fremkomsten af bioteknologi, genomik og bioinformatik har den nefrologiske forskning gennemgået en fænomenal vækst. Identifikation af biomarkører, genterapi og brugen af kunstig intelligens til at forudsige sygdomme er blot nogle af de seneste innovationer.

6. Etik i klinisk forskning:
Klinisk forskning skal altid udføres i overensstemmelse med medicinsk etik og garantere sikkerhed, autonomi, velgørenhed og retfærdighed for alle deltagere.

7. Internationalt samarbejde:
De globale udfordringer inden for nyresundhed kræver internationalt samarbejde. Kliniske forskningsnetværk og konsortier samler forskere fra hele verden for at arbejde på fælles problemstillinger.

8. Sygeplejerskernes rolle i klinisk forskning:
Ud over læger og forskere spiller sygeplejersker en afgørende rolle i gennemførelsen af klinisk forskning, idet de overvåger patienter, administrerer behandlinger og indsamler data.

Klinisk forskning i nefrologi er mere end vigtig. Det er løftet om en bedre fremtid for alle patienter med nyresygdomme. Alle sygeplejersker, læger og nefrologiske forskere bidrager på deres egen måde til denne lysere og mere håbefulde fremtid.

Sygeplejerskens rolle i kliniske forsøg.

Når vi tænker på kliniske forsøg, er vi tilbøjelige til straks at tænke på forskere og læger. Men sygeplejersker spiller en lige så vigtig, ja, afgørende rolle i gennemførelsen, overvågningen og succesen af disse studier. Deres involvering i kliniske forsøg er multidimensionel og kombinerer kliniske, administrative og interpersonelle færdigheder.

1. Patientrekruttering og -vurdering:
Sygeplejersker er ofte det første sundhedspersonale, som patienterne møder, når de overvejer at deltage i et klinisk forsøg. De er ansvarlige for at udvælge patienter i henhold til inklusions- og eksklusionskriterier og for at indhente informeret samtykke efter at have givet en fuldstændig og forståelig forklaring af forsøget.

2. Administration af behandling:
Afhængigt af forsøgsprotokollen kan sygeplejersker være ansvarlige for at administrere medicin, følge specifikke protokoller eller overvåge interventioner. De skal sikre, at hvert trin udføres i overensstemmelse med forsøgets retningslinjer.

3. Overvågning og vurdering:
Sygeplejersker spiller en central rolle i overvågningen af bivirkninger og uønskede reaktioner. De vurderer regelmæssigt patienternes helbredstilstand, indsamler data og advarer det medicinske team om eventuelle problemer eller bekymringer.

4. Dataindsamling og dokumentation:
Grundighed er afgørende i kliniske forsøg. Sygeplejersker er ofte ansvarlige for den nøjagtige og detaljerede registrering af data, hvad enten det drejer sig om vitale målinger, laboratorieresultater eller andre parametre, der er relevante for undersøgelsen.

5. Uddannelse og støtte:
Patienter, der deltager i et klinisk forsøg, kan have bekymringer eller være usikre. Sygeplejerskerne lytter omhyggeligt, beroliger patienterne og besvarer deres spørgsmål under hele forsøget.

6. Koordinering med det multidisciplinære team:
Sygeplejersker i kliniske forsøg arbejder tæt sammen med en række fagfolk - forskere, læger, farmaceuter, laboratorieteknikere - og sikrer en gnidningsløs kommunikation og effektiv koordinering, så forsøget forløber gnidningsløst.

7. Overholdelse af etiske standarder:
I overensstemmelse med etiske principper sikrer sygeplejerskerne, at forsøgsdeltagernes rettigheder, sikkerhed og velbefindende beskyttes. De sikrer også, at patienten til enhver tid kan trække sig ud af forsøget, uden at det påvirker kvaliteten af den modtagne pleje.

8. Løbende uddannelse:
Området for kliniske forsøg er i konstant udvikling. Som følge heraf skal de involverede sygeplejersker regelmæssigt opdatere deres viden om forsøgsprotokoller, terapeutiske fremskridt og etiske retningslinjer.

Den kliniske forsøgssygeplejerske er et vigtigt bindeled, der fungerer som en bro mellem patienterne og forskningsteamet. Deres rolle er kompleks og kræver en blanding af kliniske, interpersonelle og organisatoriske færdigheder, alt sammen med det endelige mål at forbedre pleje og behandling for fremtidige patienter.

Sådan holder du dig informeret de seneste fremskridt?

I nutidens evigt foranderlige medicinske verden er det afgørende for alt sundhedspersonale at holde sig ajour med nye opdagelser, teknikker, terapier og anbefalinger. For nefrologiske sygeplejersker er denne søgen efter viden så meget desto mere relevant i betragtning af vigtigheden af deres speciale. Her er et par strategier til at holde sig ajour med de seneste fremskridt inden for området:

1. Deltag i efteruddannelseskurser:
De fleste medicinske institutioner og faglige foreninger tilbyder regelmæssigt videreuddannelse i form af kurser, workshops eller seminarer. Disse kurser tilbyder ikke kun teoretisk viden, men også en mulighed for at diskutere erfaringer og praksis med kolleger.

2. Meld dig ind i faglige foreninger:
Professionelle foreninger, såsom Nephrology Association eller Dialysis Nurses Association, udgiver ofte nyhedsbreve, tidsskrifter eller magasiner, der indeholder artikler om den nyeste forskning, anbefalinger og casestudier.

3. Deltag i konferencer og symposier:
Disse arrangementer samler eksperter fra hele verden for at diskutere de seneste fremskridt, præsentere studier og dele erfaringer. De er også fremragende steder at netværke og udveksle ideer.

4. Abonner på medicinske tidsskrifter:
Tidsskrifter, der specialiserer sig i nefrologi eller sygepleje,

udgiver regelmæssigt forskning, anmeldelser og oversigtsartikler. At have adgang til disse publikationer kan give værdifuld information.

5. Brug online-ressourcer:
Med den stigende digitalisering er der mange platforme, fora og blogs, som er dedikeret til nefrologi. De kan tilbyde webinarer, onlinekurser, diskussioner og endda simulationer til træning i nye teknikker.

6. Etablér et professionelt netværk:
Regelmæssig udveksling med kolleger, mentorer og andet sundhedspersonale kan give uformel, men værdifuld information om nye tendenser og ny praksis.

7. Deltagelse i klinisk forskning:
At være aktivt involveret i klinisk forskning giver et førstehåndsperspektiv på aktuelle innovationer og forsøgsbehandlinger.

8. Brug digitale applikationer og værktøjer:
Dedikerede nefrologi-apps kan give regelmæssige opdateringer, quizzer, casestudier og andre uddannelsesmæssige ressourcer.

9. Sæt tid af til overvågning:
Det er vigtigt at afsætte tid til at læse, lære og opdatere sin viden. Det kan være en time om ugen eller et par minutter hver dag.

10. Tilskynd til en lærende kultur:
At fremme en kultur, hvor kolleger aktivt deler deres resultater, deltager i gruppediskussioner eller holder briefinger, kan gavne hele teamet.

At holde sig ajour med de seneste fremskridt kræver en kontinuerlig og bevidst indsats, men fordelene i form af kvalitet i plejen, faglig tilfredshed og karriereudvikling er uvurderlige. I den moderne medicins hurtige og dynamiske verden er det bydende nødvendigt, at alt sundhedspersonale går forrest for at sikre optimal patientpleje.

Kapitel 12

SAMARBEJDE MELLEM HOSPITALER

Koordinering af pleje med andre medicinske specialer.

En nefrologisk sygeplejerskes rolle går ofte ud over grænserne for deres eget speciale. Nyresygdomme kan have forgreninger og sammenkoblinger med andre medicinske lidelser, hvilket kræver et tæt samarbejde med andre medicinske specialer. Denne tværfaglige synergi er afgørende for at sikre, at patienterne får den bedst mulige samlede pleje.

1. Den gensidige afhængighed mellem kroppens systemer:
Selvom nyrerne har deres egen funktion, er de uløseligt forbundet med andre af kroppens systemer. Uanset om det er det kardiovaskulære, endokrine eller knoglesystemet, kan nyresvigt have store og varierede konsekvenser. For eksempel kan kronisk nyresygdom øge risikoen for hjertesygdomme.

2. Interaktion med kardiologi:
Patienter med nyresvigt har ofte hjertekomorbiditet. Hypertension, som er almindeligt hos nyrepatienter, kræver koordineret behandling mellem nefrologen og kardiologen. På samme måde kan medicin, der ordineres af kardiologer, påvirke nyrefunktionen og vice versa.

3. Samarbejde med endokrinologi:
Hormonelle ubalancer, især hos diabetespatienter, kan påvirke nyrernes sundhed. Det er afgørende at samarbejde med endokrinologer om at styre og overvåge glukoseniveauet samt justere medicinen.

4. Ortopædi og knoglesundhed:
Nyresygdomme kan påvirke calcium- og fosformetabolismen, hvilket kan føre til

knogleabnormaliteter. Et tæt samarbejde med ortopædkirurger og reumatologer er ofte nødvendigt.

5. Ernæring og diætetik:
Nefrologiske patienters kostbehov er specifikke. Koordinering med specialiserede diætister kan hjælpe med at udvikle passende kostplaner og dermed forbedre patientens livskvalitet.

6. Nefro-psykiatri:
De psykologiske konsekvenser af nyresygdom, især hos patienter i dialyse, må ikke undervurderes. Samarbejde med psykiatri eller psykologi er ofte gavnligt i forhold til at håndtere de følelsesmæssige og mentale aspekter af sygdommen.

7. Pneumologi og nefrologi:
Nogle sygdomme, som f.eks. lupus, kan påvirke både nyrer og lunger. I disse situationer er tværfagligt samarbejde afgørende.

Kompleksiteten i nefrologisk behandling kræver et holistisk syn, der omfatter patienten som en helhed. Koordinering og samarbejde med andre medicinske specialer er derfor afgørende. Den nefrologiske sygeplejerske, som er omdrejningspunktet for denne koordinering, spiller en vigtig rolle i at integrere og sammenfatte den tværfaglige pleje og derved sikre kontinuitet og effektivitet i plejen.

Kommunikation mellem de forskellige sundhedstjenester.

Kommunikation er den centrale søjle i effektiv medicinsk behandling. I det komplekse miljø på hospitaler og klinikker er samarbejde mellem forskellige afdelinger hverdagskost, og det kræver nøjagtig, rettidig og klar udveksling af information for at sikre patienternes sikkerhed og velbefindende. For en nefrologisk sygeplejerske er det ofte en balancegang at sikre, at vigtig information videregives, samtidig med at patientens fortrolighed respekteres.

1. Vigtigheden af tværfaglig kommunikation:
Kompleksiteten ved nyresygdomme betyder ofte, at patienterne skal behandles af flere specialister på samme tid. Uanset om det er en kardiolog, en endokrinolog, en kirurg eller en diætist, kræver koordineringen af plejen flydende kommunikation.

2. Kommunikationsværktøjer:
Hospitalsinformationssystemer, elektroniske patientjournaler og telekommunikationsplatforme gør det muligt at dele information hurtigt. Det er vigtigt, at sygeplejerskerne er trygge ved at bruge disse værktøjer for at sikre, at data overføres effektivt.

3. Tværfaglige møder:
Disse regelmæssige møder mellem fagfolk fra forskellige specialer tilskynder til direkte udveksling, så sager kan diskuteres, behandlingsplaner kan udarbejdes og patienter kan overvåges.

4. Kontinuitet i plejen:
Når en patient overflyttes fra en afdeling til en anden, eller når deres tilstand kræver pleje i hjemmet, er kommunikation mellem afdelingerne afgørende for at sikre en smidig overgang og kontinuitet i plejen.

5. Udfordringerne ved kommunikation:
På trods af vigtigheden af kommunikation kan der være barrierer. Uanset om det er teknologiske barrierer, mangel på tid, medicinske hierarkier eller meningsforskelle, er det

vigtigt at være opmærksom på disse udfordringer og arbejde på at overvinde dem.

6. Underviserens rolle:
Ud over at kommunikere med andre faggrupper, spiller den nefrologiske sygeplejerske ofte rollen som underviser. Uanset om det handler om at informere en anden afdeling om nefrologiens særlige forhold eller om at tilbyde efteruddannelse til deres kolleger, er evnen til at kommunikere klart og pædagogisk uvurderlig.

7. Respekt for fortrolighed:
Al kommunikation skal respektere den medicinske tavshedspligt og fortroligheden af patientoplysninger. Det er afgørende at sikre, at kun de fagfolk, der er direkte involveret i patientens pleje, har adgang til de relevante data.

I nutidens dynamiske og sammenkoblede medicinske miljø er kommunikation mellem afdelinger en vigtig færdighed for enhver sundhedsprofessionel. For den nefrologiske sygeplejerske sikrer det en holistisk, integreret og effektiv patientpleje, samtidig med at det styrker de tværfaglige forbindelser og fremmer en kultur med samarbejde og gensidig respekt.

Mentorprogrammer og faglig udveksling.

I nutidens evigt foranderlige medicinske verden er efteruddannelse og udveksling af viden nøgleelementer i at sikre optimal patientpleje. For nefrologiske sygeplejersker giver mentorordninger og faglige udvekslingsprogrammer unikke muligheder for at lære, udvikle sig fagligt og dele erfaringer.

1. Mentorordning: et springbræt for unge professionelle.

Sygeplejersker, der starter inden for nefrologi, kan nogle gange føle sig overvældede af specialets kompleksitet. At have en mentor, en erfaren fagperson, kan være en livline. Denne guide kan med sin store erfaring hjælpe med at navigere i de kliniske, følelsesmæssige og etiske udfordringer, man møder hver dag.

2. Overførsel af viden.

Mentoring er ikke kun til gavn for mentee. Det er en mulighed for erfarne sygeplejersker for at videregive deres viden, forny deres passion for deres speciale og bidrage til udviklingen af deres profession.

3. Professionel udveksling: ud over grænserne.

Muligheden for at arbejde eller observere på en anden afdeling, klinik eller endda i et andet land kan give et forfriskende perspektiv. Disse udvekslingsprogrammer gør det muligt for sygeplejersker at få en dybere forståelse af best practice, innovationer og forskellige tilgange til pleje.

4. Netværk og samarbejde.

Disse programmer tilskynder til at skabe professionelle netværk. De relationer, der etableres, kan være uvurderlige til at udveksle information, samarbejde om forskningsprojekter eller endda få rådgivning om komplekse sager.

5. Udfordringerne ved tilpasning.

Selvom faglige udvekslinger er berigende, kan de også være krævende. Det kan være en udfordring at tilpasse sig et nyt miljø, en anden kultur eller en anden praksis. Men disse udfordringer er ofte en kilde til faglig og personlig vækst.

6. Institutionel støtte.
Institutionel støtte er afgørende for, at disse programmer kan lykkes. Hospitaler, klinikker og faglige organisationer spiller en nøglerolle i at etablere, finansiere og fremme disse initiativer.

7. Vigtigheden af feedback.
Uanset om det er i et mentorprogram eller en professionel udveksling, er feedback afgørende. Det hjælper med at guide læring, styrke færdigheder og korrigere mangler.

Mentorordninger og faglig udveksling giver nefrologiske sygeplejersker uvurderlige muligheder for læring, samarbejde og faglig udvikling. I en profession, hvor viden udvikler sig hurtigt, sikrer disse programmer, at sygeplejerskerne forbliver på forkant med deres speciale og er klar til at yde den bedst mulige pleje til deres patienter.

Kapitel 13

ADMINISTRATION OG LEDERSKAB INDEN FOR NEFROLOGI

Udviklingen mod lederroller.

Alle sundhedsprofessionelle, især inden for nefrologi, starter deres karriere med en solid teknisk og klinisk baggrund. Men med tiden, erfaringen og et ønske om at bidrage på en bredere skala, bliver mange tiltrukket af lederstillinger. Disse stillinger giver en unik mulighed for at forme patientplejen, de kliniske processer og endda institutionskulturen.

1. Fra klinik til ledelse:
Overgangen fra klinisk sygeplejerske til leder kræver ofte en omstilling, både hvad angår færdigheder og mentalitet. Fokus er ikke længere kun på patientens velbefindende, men også på at en hel enhed eller afdeling fungerer optimalt.

2. Væsentlige ledelsesfærdigheder:
Ud over kliniske færdigheder skal en sygeplejerskeleder mestre personaleledelse, lederskab, strategisk planlægning, budgetstyring og databaseret beslutningstagning.

3. Overgangens udfordringer:
At overgå til en lederrolle kan være forbundet med udfordringer som at håndtere tidligere kolleger, tage upopulære beslutninger eller behovet for at forene nogle gange divergerende kliniske og administrative mål.

4. Indvirkning på patientplejen:
Selv i en lederstilling er hovedformålet stadig at forbedre kvaliteten af patientplejen. En sygeplejerskeleder kan have en betydelig indflydelse ved at optimere processer, fremme evidensbaseret praksis og indgyde en kultur for patientsikkerhed.

5. Yderligere uddannelse:
At få en lederstilling kræver ofte yderligere uddannelse, fra korte kurser i ledelse til en master i sundhedsadministration.

6. Muligheder for at netværke:
Ledelsesroller giver mulighed for at komme i kontakt med ledere og beslutningstagere fra forskellige baggrunde, lære best practice fra andre institutioner og bidrage til den nationale diskurs om sundhedspleje.

7. Balancere ledelse og kliniske roller:
Nogle sygeplejerskeledere vælger at beholde en klinisk rolle, uanset hvor lille den er, for at holde kontakten med virkeligheden på stedet, holde deres færdigheder ajour og forblive troværdige over for deres team.

At gå ind i ledelsesroller er en givende vej, der gør det muligt for nefrologiske sygeplejersker at få en større indflydelse på sundhedssystemet. Selvom det kræver tilpasning og erhvervelse af nye færdigheder, giver det mulighed for at påvirke kvaliteten af plejen, patienttilfredsheden og teamets trivsel positivt.

Betydningen af klinisk lederskab.

Sundhedsvæsenet er i konstant udvikling, og både de kliniske og ledelsesmæssige udfordringer bliver flere og flere. I denne sammenhæng er klinisk lederskab ikke kun ved at blive en nøglefærdighed, men også et vigtigt element i at lede og påvirke den retning, som sundhedsvæsenet tager. For nefrologiske sygeplejersker er det endnu mere afgørende at forstå og udøve dette lederskab.

1. Klinisk lederskab defineret:
I modsætning til ren management fokuserer klinisk lederskab på at forbedre sundhedsvæsenet gennem klinisk praksis. Det handler om at vejlede, påvirke og inspirere kolleger til at fremme en kultur af klinisk ekspertise.

2. Ud over teknisk kompetence:
Selvom man værdsætter klinisk beherskelse, går lederskab videre end det. Det omfatter evnen til at samarbejde, kommunikere effektivt, løse problemer og innovere for patienternes velbefindende.

3. Sygeplejerskeledernes rolle:
Sygeplejersker er, på grund af deres konstante nærhed til patienterne, ideelt placeret til at observere og identificere områder, der kræver forbedring. De kan således blive fortalere for forandring og fremme innovationer i plejen.

4. Indflydelse på organisationskulturen:
En klinisk leder hjælper med at skabe en kultur, hvor fremragende pleje er en prioritet, patientsikkerhed er i centrum for bekymringerne, og hvert medlem af teamet er værdsat.

5. Fordele for patienterne:
Stærkt klinisk lederskab resulterer i bedre kvalitet i plejen, forbedret patientsikkerhed og en bedre samlet patientoplevelse.

6. Løbende faglig udvikling:
Klinisk lederskab kræver en forpligtelse til personlig læring og udvikling. Det kan indebære at deltage i kurser, seminarer eller få yderligere kvalifikationer.

7. Udfordringer ved klinisk lederskab:
At påtage sig en lederrolle betyder nogle gange at møde modstand, håndtere konflikter og træffe vanskelige

beslutninger. Men disse udfordringer er også muligheder for vækst og bekræftelse.

8. Mentorskab og lederskab:
Mange sygeplejerskeledere understreger vigtigheden af at have haft en mentor til at guide dem på deres rejse. Omvendt har de som ledere et ansvar for at være mentor for den næste generation.

Klinisk lederskab er et essentielt element i nutidens dynamiske sundhedsmiljø. For nefrologiske sygeplejersker kan det at påtage sig denne rolle have en dybtgående og varig indflydelse, ikke kun på deres karriere, men endnu vigtigere på kvaliteten af den pleje, der leveres til patienterne. Det er en invitation til både at være en dygtig kliniker og en visionær, der konstant søger at forbedre sundhedsvæsenet.

Konflikthåndtering og fremme af et positivt arbejdsmiljø.

I hjertet af dynamikken på hospitaler og sundhedsinstitutioner bliver nefrologiske sygeplejersker ofte konfronteret med stressende og til tider konfliktfyldte situationer. At håndtere disse situationer og samtidig skabe et roligt og produktivt arbejdsmiljø er en kunst i sig selv og en vigtig færdighed for både fagfolks og patienters velbefindende.

1. Anerkendelse af konflikter:
Før man kan håndtere en konflikt, er det vigtigt at kunne genkende den. Tegnene kan være subtile, såsom en ændring i kommunikationen mellem kolleger eller en håndgribelig spænding i luften, eller mere åbenlyse, såsom verbale uoverensstemmelser.

2. Forstå oprindelsen af konflikter:
Konflikter kan opstå fra mange kilder: meningsforskelle, arbejdsrelateret stress, forholdsproblemer eller misforståelser. Hvis du forstår dem, kan du vælge en passende tilgang til at løse dem.

3. Effektive kommunikationsteknikker:
Aktiv lytning, omformulering og åbne spørgsmål er værdifulde værktøjer til at afdramatisere en anspændt situation og forstå den anden persons synspunkt.

4. Mægling som en løsning:
I nogle tilfælde kan det at bruge en neutral tredjepart til at lette kommunikationen hjælpe med at finde fælles fodslag og løse konflikten.

5. Forebyg frem for at helbrede:
At etablere kommunikationsprotokoller, regelmæssige teammøder og træning i konflikthåndtering kan være med til at forhindre, at konflikter overhovedet opstår.

6. Værdsættelse af mangfoldighed:
Teams består ofte af mennesker med forskellige baggrunde. At værdsætte denne mangfoldighed og forstå kulturelle eller uddannelsesmæssige forskelle kan bidrage til et mere harmonisk miljø.

7. Fremme af trivsel på arbejdspladsen:
Afslapningsområder, stresshåndteringstræning og anerkendelse for veludført arbejde bidrager alle til et positivt arbejdsmiljø.

8. Konstruktiv feedback:
At vide, hvordan man både giver og modtager konstruktiv kritik, er afgørende for professionel vækst og for at opretholde en sund teamdynamik.

9. Ledernes rolle:
Sygeplejerskeledere har en nøglerolle i at skabe en kultur med respekt, gensidig støtte og åben kommunikation.

10. Kontinuerlig læring:
At se enhver konflikt som en mulighed for at lære giver os mulighed for at vokse professionelt og styrke båndene i teamet.

Konflikthåndtering og fremme af et positivt arbejdsmiljø er ikke bare "bløde" eller sekundære færdigheder. De er grundlæggende for en velfungerende nefrologisk afdeling, for kvaliteten af den pleje, der ydes til patienterne, og for de ansattes mentale og følelsesmæssige velbefindende. På et så krævende område er det en daglig udfordring at skabe og opretholde et roligt arbejdsklima, men det er også en belønning i sig selv.

Kapitel 14

FREMME AF NYRESUNDHED I LOKALSAMFUNDET

Oplysningsprogrammer og forebyggelse.

Nefrologi er central i behandlingen af nyresygdomme, men spiller også en afgørende rolle i forebyggelsen af dem. Oplysning og forebyggelse kan reducere antallet af patienter, der har brug for tung behandling, såsom dialyse, betydeligt og forbedre livskvaliteten for mange mennesker. For nefrologiske sygeplejersker er disse programmer af vital betydning, da de gør det muligt for dem at handle upstream og spille en uddannelsesmæssig og forebyggende rolle.

1. Forstå vigtigheden af forebyggelse:
Det er vigtigt at forstå, hvorfor forebyggelse er afgørende. At opdage og behandle nyresygdom på et tidligt tidspunkt kan forhindre senere komplikationer, spare værdifulde medicinske ressourcer og forbedre patienternes livskvalitet.

2. Identificer risikogrupper:
Visse grupper kan, afhængigt af deres genetik, livsstil eller sygehistorie, have større risiko for at udvikle nyresygdom. Ved at målrette indsatsen mod disse grupper kan man optimere forebyggelsen.

3. Uddannelse og bevidsthed:
Informere offentligheden om risikofaktorerne for nyresygdom, symptomerne og de forebyggende foranstaltninger, de kan træffe.

4. Workshops og seminarer:
Organiser uddannelsesarrangementer, hvor deltagerne kan lære, stille spørgsmål og drage fordel af indledende screening.

5. Samarbejde med andre specialer:
Arbejd sammen med specialister i diabetologi, kardiologi

og andre områder, da visse tilstande, såsom diabetes og forhøjet blodtryk, er risikofaktorer for nyresygdom.

6. Lokalsamfundsbaserede interventioner:
Etablering af forebyggelsesprogrammer rettet mod specifikke lokalsamfund under hensyntagen til deres behov, kultur og ressourcer.

7. Opsætning af kampagner:
Brug medierne, sociale netværk og andre platforme til at sprede vigtige forebyggelsesbudskaber.

8. Uddannelse af sundhedspersonale:
Sørg for, at alt sundhedspersonale, ikke kun inden for nefrologi, er velinformeret om best practice inden for forebyggelse af nyresygdomme.

9. Overvågning af patienter:
Etablér et opfølgningssystem for patienter med risikofaktorer for at opdage eventuelle abnormiteter på et tidligt tidspunkt.

10. Evaluering af programmer:
Mål regelmæssigt effektiviteten af oplysnings- og forebyggelsesprogrammer for at kunne justere dem i overensstemmelse hermed.

Nefrologiske sygeplejersker er ikke kun nøglespillere i behandlingen af nyresygdomme, men også i forebyggelsen af dem. Gennem oplysnings- og forebyggelsesprogrammer kan de have en reel og varig indvirkning på nyresundheden hos enkeltpersoner og samfund, samtidig med at de reducerer den samlede byrde af nyresygdomme for sundhedssystemet.

Den nefrologiske sygeplejerskes rolle i uddannelse af lokalsamfundet.

Uden for hospitalsregi arbejder den nefrologiske sygeplejerske i lokalsamfundet, hvor hun spiller rollen som underviser, vejleder og rådgiver. Vigtigheden af at øge samfundets bevidsthed om nyresygdomme, deres forebyggelse og tilhørende pleje er afgørende for en bedre forvaltning af folkesundheden.

1. Underviser i folkesundhed:
Nefrologiske sygeplejersker har et væld af oplysninger om risikofaktorer, forebyggelse og behandling af nyresygdomme. Som undervisere kan de organisere seminarer, workshops og præsentationer for at informere offentligheden om, hvordan man forebygger nyresygdomme.

2. Screening i lokalsamfundet:
De kan gennemføre screeningskampagner i lokalsamfundet for at identificere personer i risikogruppen eller personer, der begynder at få nyresygdomme på et tidligt tidspunkt, og dermed sikre hurtig og effektiv behandling.

3. Rådgivning om livsstil:
Livsstilsvaners indflydelse på nyresundheden er betydelig. Sygeplejersken kan vejlede borgerne om gode spisevaner, vigtigheden af fysisk aktivitet og håndtering af kroniske sygdomme som diabetes og forhøjet blodtryk.

4. Samarbejde med andet sundhedspersonale:
Den nefrologiske sygeplejerske kan arbejde sammen med andre sundhedsprofessionelle, såsom ernæringseksperter eller socialrådgivere, for at yde omfattende støtte til lokalsamfundet.

5. Fremme af nyresundhed:
Sygeplejersker kan iværksætte eller støtte oplysningskampagner, der fremhæver nyrernes betydning for den generelle sundhed og de foranstaltninger, der skal træffes for at sikre, at de fungerer korrekt.

6. Psykosocial støtte:
Det kan være overvældende at få en diagnose på en nyresygdom. Sygeplejersker kan spille en vigtig rolle ved at yde følelsesmæssig støtte, besvare spørgsmål og berolige patienter og deres familier.

7. Uddannelse og vejledning:
Ved at uddanne andre sygeplejersker eller sundhedspersonale i nefrologi sikrer de bedre formidling af information og bredere støtte til lokalsamfundet.

8. Kulturel tilpasning:
Hvert samfund har sine egne kulturelle særpræg. Sygeplejersker skal vide, hvordan de tilpasser deres budskaber og undervisningsmetoder, så de er relevante og vækker genklang hos forskellige målgrupper.

9. Støtte til familien:
Ved at uddanne ikke kun patienterne, men også deres familier, sikrer sygeplejerskerne en bedre forståelse og håndtering af sygdommen i hjemmet.

10. Opfølgning efter hospitalet:
Udskrivning fra hospitalet betyder ikke, at sygeplejerskens rolle er slut. Ved at sørge for opfølgning i lokalsamfundet sikrer de, at patienterne fortsat får den pleje og støtte, de har brug for.

Den nefrologiske sygeplejerske er ikke bare en sygeplejerske på hospitalet; han eller hun er en søjle i folkesundheden. Gennem uddannelse i lokalsamfundet spiller de en afgørende rolle i at forebygge nyresygdomme og støtte patienter, der lider af dem. Denne udvidelse af sygeplejerskens traditionelle rolle fremhæver alsidigheden og vigtigheden af denne profession i det globale medicinske landskab.

Samarbejde med organisationer ikke-statslige og patientforeninger.

Samarbejde mellem nefrologiske sygeplejersker og ikke-statslige organisationer (NGO'er) og patientforeninger er en fordelagtig synergi for alle involverede, især patienterne selv. Disse interaktioner forbedrer ikke kun kvaliteten af plejen og øger bevidstheden, men styrker også forebyggelses- og uddannelsesprogrammer.

1. Bevidstgørelse og uddannelse:
NGO'er og foreninger har ofte omfattende netværk og ressourcer til at køre oplysningskampagner. Ved at samarbejde med dem kan sygeplejersker nå ud til et bredere publikum og udbrede nøjagtige og relevante oplysninger om nyresundhed og -pleje.

2. Patientstøtte:
Patientforeninger tilbyder ofte psykosocial støtte til mennesker med nyresygdomme og deres familier. Sygeplejersker kan i samarbejde med disse foreninger henvise deres patienter til disse værdifulde ressourcer for yderligere hjælp.

3. Løbende uddannelse:
Nogle NGO'er tilbyder træningsprogrammer for sundhedspersonale. Sygeplejersker kan drage fordel af disse kurser for at forbedre deres færdigheder og holde sig ajour med de seneste fremskridt inden for nefrologi.

4. Forebyggelsesprogrammer:
Ved at samarbejde med NGO'er, der har nyresygdomme som målgruppe, kan sygeplejersker deltage i eller igangsætte forebyggelsesprogrammer som f.eks. screening eller vaccinationskampagner i lokalsamfundet.

5. Ressourcer og materialer:
Foreninger og NGO'er kan ofte levere materielle ressourcer, vejledninger, brochurer eller endda medicinsk udstyr, som sygeplejersker kan bruge i deres daglige praksis eller til at uddanne deres patienter.

6. Forskning og kliniske studier:
Nogle NGO'er er involveret i forskning i nyresygdomme. Ved at samarbejde med dem kan sygeplejersker deltage i kliniske studier, bidrage til udviklingen af nye behandlingsmetoder eller dele deres kliniske observationer.

7. Fortalervirksomhed og lobbyisme:
Med støtte fra magtfulde foreninger kan sygeplejersker engagere sig i fortalervirksomhed for at forbedre sundhedspolitikker, opnå finansiering til forskning eller fortalervirksomhed for højere standarder for pleje inden for nefrologi.

8. Kulturelle og internationale udvekslinger:
Mange NGO'er opererer internationalt. Sygeplejersker kan drage fordel af disse netværk til at udveksle viden, praksis og erfaringer med kolleger i andre lande.

9. Netværksarbejde:
At arbejde med NGO'er og foreninger giver sygeplejersker en fremragende mulighed for at netværke, opbygge professionelle relationer og dele ideer og ressourcer.

10. Karriereudvikling:
Sygeplejersker, der samarbejder aktivt med NGO'er og

foreninger, kan også få mulighed for at udvikle sig i deres karriere og påtage sig leder- eller ledelsesroller inden for disse organisationer.

Partnerskabet mellem nefrologiske sygeplejersker, NGO'er og patientforeninger er et win-win-forhold. Hver part bidrager med sine færdigheder og ressourcer, hvilket fører til bedre patientpleje, øget bevidsthed og en generel styrkelse af den nefrologiske pleje. Disse samarbejder beriger det medicinske landskab og forbedrer livet for patienter med nyresygdomme.

Kapitel 15

JURIDISKE SPØRGSMÅL OG NEFROLOGI

Lovgivning omkring praksis af den nefrologiske sygeplejerske.

Nefrologi er, ligesom alle andre medicinske områder, underlagt en præcis lovgivning, der ikke kun fastsætter patienternes rettigheder, men også sundhedspersonalets, herunder sygeplejerskernes, ansvar og færdigheder. Denne juridiske ramme garanterer ikke kun kvaliteten af den pleje, der ydes til patienterne, men også sikkerheden for dem, der yder den. Det er derfor vigtigt, at alle nefrologiske sygeplejersker har et grundigt kendskab til disse love.

1. Kvalifikationer og uddannelse:
Den første juridiske bekymring er kvalifikationer. For at praktisere som nefrologisk sygeplejerske er det generelt nødvendigt at have gennemgået en specifik uddannelse efter sygeplejeeksamen og at være registreret hos et tilsynsorgan.

2. Omfanget af praksis:
Loven definerer klart nefrologisygeplejerskernes arbejdsområde: hvilke handlinger de må udføre, under hvilken supervision og under hvilke forhold. Dette omfatter procedurer som adgang til vaskulære linjer, administration af specifikke lægemidler eller overvågning under dialyse.

3. Ansvarlighed:
Sygeplejersker er, som alt andet sundhedspersonale, juridisk ansvarlige for deres handlinger og undladelser. De skal praktisere med kompetence, omhu og integritet. Lovgivningen bestemmer også, i hvilket omfang de kan holdes ansvarlige i tilfælde af professionel forseelse.

4. Informeret samtykke:
Før ethvert indgreb skal patienten give sit samtykke. Sygeplejersken er ofte ansvarlig for at sikre, at patienten

fuldt ud har forstået proceduren, dens fordele og risici og de tilgængelige alternativer.

5. Fortrolighed:
Loven pålægger strenge regler om fortrolighed af patienternes medicinske oplysninger. Sygeplejersker skal være opmærksomme på at sikre beskyttelsen af disse data, uanset om de er i papirform, elektronisk eller mundtlig form.

6. Patienternes rettigheder:
Patienter har grundlæggende rettigheder, der altid skal respekteres, såsom retten til værdighed, respekt for deres person, retten til information og retten til at nægte behandling.

7. Samarbejde med andre faggrupper:
Lovgivningen specificerer også, hvordan sygeplejersker skal samarbejde med andre fagfolk, hvad enten det er læger, andre sygeplejersker, dialyseteknikere eller socialarbejdere.

8. Klinisk forskning:
Hvis en sygeplejerske er involveret i klinisk forskning, skal han/hun være opmærksom på de love, der er specifikke for forskning på mennesker, herunder samtykke, fortrolighed og patientsikkerhed.

9. Kontinuitet i plejen:
Lovgivning kan også omhandle behovet for, at sygeplejersker sikrer kontinuitet i plejen, selv i tilfælde af at en patient overflyttes eller skifter team.

Lovgivningen, der regulerer udøvelsen af nefrologisk sygepleje, er en vigtig komponent i at garantere sikker pleje af høj kvalitet. Det er derfor vigtigt for alle sygeplejersker at holde sig ajour med lovmæssige opdateringer og udviklinger, så de altid kan praktisere i overensstemmelse med patientrettigheder og professionelle standarder.

Patienters rettigheder og sundhedspersonale.

I den medicinske verden er den hårfine balance mellem optimal patientpleje og respekt for sundhedspersonalet kernen i de daglige bekymringer. Hvert individ, hvad enten det er patient eller sundhedspersonale, har grundlæggende rettigheder, som skal respekteres og beskyttes.

Hvad angår patienter, er retten til information altafgørende. Enhver patient har ret til at blive informeret om sin helbredstilstand, de foreslåede indgreb og deres potentielle fordele og risici. Det gør dem i stand til at træffe informerede beslutninger om deres behandling. Denne gennemsigtighed, som er afgørende for en respektfuld behandling, indebærer også retten til at nægte behandling, til at bede om at få den ændret eller til at søge en second opinion.

Men information stopper ikke ved den medicinske dimension alene. Patienter har også ret til at blive informeret om deres rettigheder, især med hensyn til fortroligheden af deres medicinske data. Alle patienter har adgang til deres journaler og kan anmode om rettelser, hvis der identificeres fejl.

Desuden er retten til værdighed og respekt fundamental. Uanset sundhedstilstand, social situation eller oprindelse fortjener enhver patient at blive behandlet med værdighed uden forskelsbehandling. Dette omfatter også retten til privatliv og fortrolighed, hvilket sikrer, at intime eller følsomme detaljer om deres liv og helbred ikke afsløres uden deres samtykke.

Hvad angår sundhedspersonale, drejer deres rettigheder sig ofte om at udøve deres erhverv under sikre og værdige forhold. De har ret til løbende uddannelse, så de kan opdatere deres færdigheder og yde kvalitetspleje. De har også ret til at arbejde i et sikkert miljø, hvor risikoen for aggression eller fare er minimeret.

Retten til at udtrykke sig er lige så vigtig for fagfolk. De skal kunne diskutere, debattere og udtrykke sig om medicinske eller etiske spørgsmål uden frygt for repressalier. Denne ret går hånd i hånd med deres ansvar for at rapportere enhver handling eller situation, der bringer patienten i fare.

Samarbejde er et andet aspekt af de professionelles rettigheder. At arbejde i et team indebærer retten til at samarbejde konstruktivt, til at udveksle relevante oplysninger om patienter med respekt for fortrolighed og til at kunne regne med støtte fra kolleger.

Respekt for patienternes og sundhedspersonalets rettigheder er en hjørnesten i kvalitetsmedicin. Det er en delikat dans, hvor hver part tager sig af den anden, alle i en fælles søgen: trivsel og sundhed for alle.

Håndtering af klager og tvister.

Håndtering af klager og tvister er et uundgåeligt aspekt af medicinsk praksis. Enhver medicinsk struktur, uanset dens grad af ekspertise, vil på et eller andet tidspunkt blive konfronteret med klager fra patienter eller deres pårørende. Disse situationer, som langt fra er øjeblikke med fiasko, bør ses som muligheder for vækst, læring og forbedring af kvaliteten af plejen.

1. Identificer kilden til utilfredsheden.
Det første skridt i håndteringen af en klage er at forstå dens

natur. Er det et kommunikationsproblem, en uenighed om behandlingsplanen, en negativ opfattelse af den pleje, der er modtaget, eller en ægte medicinsk fejl? Denne forståelse er afgørende, fordi den vil guide løsningsprocessen.

2. Aktiv lytning og empati.
At lytte er et stærkt værktøj. Patienter og deres familier har ofte brug for at udtrykke sig, at blive hørt og at få deres følelser anerkendt. Empati, evnen til at sætte sig i den andens sted og føle deres følelser, er afgørende for at nedbryde spændinger.

3. Giv klare svar.
Når klagen er blevet klart identificeret, er det vigtigt at svare på den på en gennemsigtig måde. Hvis der er begået en fejl, er det vigtigt at indrømme den, undskylde for den og forklare de foranstaltninger, der er truffet for at forhindre, at det sker igen.

4. Etablering af mægling.
Nogle tvister kan kræve indgriben fra en mægler, en neutral person, der vil lette kommunikationen mellem de forskellige parter og hjælpe dem med at finde fælles fodslag.

5. Nøjagtig dokumentation.
Alle klager og tvister skal dokumenteres omhyggeligt. Denne dokumentation skal omfatte klagens art, de involverede personer, de foranstaltninger, der er truffet for at løse den, og dens resultat.

6. Systematisk analyse.
Klager skal analyseres systematisk, ikke kun for at løse den aktuelle tvist, men også for at identificere eventuelle tilbagevendende mønstre eller problemer. Denne analyse er en værdifuld informationskilde til løbende forbedring af plejen.

7. Træning og forebyggelse.
Den bedste måde at håndtere konflikter på er at forebygge dem. Løbende uddannelse af fagfolk, indførelse af klare protokoller og fremme af gennemsigtig kommunikation mellem patienter og plejere er alle redskaber til at reducere risikoen for konflikter.

8. Støtte til professionelle.
At håndtere en klage kan være følelsesmæssigt belastende for plejepersonalet. Det er derfor vigtigt, at de får støtte, enten formel eller uformel, til at håndtere denne prøvelse.

Håndtering af klager og tvister er en kompleks proces, der kræver omhyggelig lytning, klar kommunikation og en forpligtelse til løbende forbedringer. I denne delikate dans bevæger patienter og fagfolk sig fremad sammen med det fælles håb om et stadig mere effektivt og respektfuldt sundhedssystem.

Kapitel 16

KARRIEREUDVIKLING OG EFTERUDDANNELSE

Specialiseringer inden for nefrologi.

Nefrologi, som er et medicinsk speciale med fokus på nyrerne og nyresygdomme, tilbyder en lang række underdiscipliner for dem, der ønsker at videreudvikle deres ekspertise. Disse specialiseringer giver dig mulighed for at uddybe din viden og dine færdigheder inden for specifikke områder, hvilket sikrer optimal pleje til patienter med særlige behov.

1. Nyretransplantation.
Dette er et stort subspeciale, der beskæftiger sig med udskiftning af svigtende nyrer med en sund nyre, normalt fra en donor. Fagfolk inden for dette felt koordinerer transplantationsprocessen, fra udvælgelse af donor til postoperativ pleje af modtageren.

2. Pædiatrisk dialyse.
Pædiatrisk nefrologi er en specialisering, der fokuserer på nyrepleje af børn fra fødslen til ungdomsårene. Det beskæftiger sig med de unikke nyresygdomme i denne population, og hvordan de interagerer med udvikling og vækst.

3. Interventionel nefrologi.
Dette speciale dækker over procedurer, der bruges til at identificere og behandle nyresygdomme uden åben kirurgi, såsom kateterisering eller nyrebiopsi.

4. Nefropatologi.
Dette fokuserer på den mikroskopiske undersøgelse af nyresygdomme med henblik på at stille en præcis diagnose og vejlede behandlingen.

5. Arvelige nyresygdomme.
Dette indebærer forståelse og behandling af

nyresygdomme, der er genetisk overførte, såsom polycystisk nyresygdom.

6. Hypertension.
Selvom behandlingen af hypertension er multidisciplinær, er nefrologer ofte involveret på grund af den tætte sammenhæng mellem blodtryk og nyrefunktion.

7. Kritisk nefrologi.
Denne underdisciplin behandler patienter med akut nyresvigt eller alvorlige komplikationer af kronisk nyresygdom, som kræver behandling på intensivafdeling.

8. Glomerulopatier.
Dette fokuserer på sygdomme, der påvirker glomeruli, de funktionelle enheder i nyrerne, der er ansvarlige for filtrering.

9. Sten i nyrerne.
Denne specialisering dækker dannelse, påvisning og behandling af nyresten.

Hver af disse specialiseringer kræver specifik uddannelse og erfaring, selvom de forbliver under nefrologiens paraply. De giver fagfolk mulighed for at uddybe deres viden, udvide deres færdigheder og yde et væsentligt bidrag til lægevidenskaben og patienternes velfærd.

Nefrologisk forskning: hvorfor og hvordan kan man involvere sig?

Ligesom andre medicinske specialer er nefrologien i konstant udvikling, drevet af videnskabelige og kliniske fremskridt. Nefrologisk forskning er afgørende for at forbedre vores forståelse af nyresygdomme, udvikle innovative behandlinger og forbedre patienternes livskvalitet.

1. Hvorfor involvere sig i forskning?
   - **Forbedring af patientplejen.** Forskning fører ofte til nye behandlinger, bedre diagnostiske tilgange og forebyggende indgreb.
   - **Professionens udvikling.** Ved at holde sig på forkant med den medicinske viden kan nefrologiske sygeplejersker forblive relevante i et skiftende medicinsk miljø.
   - **At bidrage til medicinsk viden.** Forskning er det værktøj, hvormed medicin udvikler sig, og hvert studie har potentialet til at yde et væsentligt bidrag.
   - **Professionel udvikling.** Fagfolk, der er involveret i forskning, kan tilegne sig nye færdigheder, opnå anerkendelse og udvikle deres karriere.

2. Hvordan kan jeg blive involveret i forskning?
   - **Uddannelse.** Hvis du er interesseret i forskning, er det vigtigt at få noget træning, enten gennem kurser, workshops eller specialiserede diplomer. Du er nødt til at mestre de etiske, metodiske og statistiske principper for forskning.
   - **Deltag i et forskningsteam.** Mange hospitaler og institutioner har forskningsafdelinger eller -enheder. De kan tilbyde muligheder for samarbejde, mentorordninger og direkte involvering i forskningsprojekter.
   - **Etablering af samarbejde.** Forskning er ofte en holdindsats. Samarbejde med andre fagfolk, f.eks. læger, farmakologer eller biologer, kan berige en undersøgelse.
   - **Bliv involveret i kliniske forsøg.** Nefrologiske sygeplejersker kan spille en central rolle i gennemførelsen af kliniske forsøg, fra udvælgelse af patienter til dataindsamling og analyse.
   - **Deltagelse i konferencer og symposier.** Disse begivenheder er fremragende platforme til at

præsentere arbejde, få feedback og netværke med andre forskningsfolk.
- **Publicering og deling.** Formidling af resultater er afgørende inden for forskning. Publicering i videnskabelige tidsskrifter, præsentation på konferencer og endda deling på digitale platforme er alle måder at bidrage til den globale viden på.

At blive involveret i nefrologisk forskning giver mulighed for at yde et væsentligt bidrag til specialet og til patienternes sundhed. Det kræver nysgerrighed, beslutsomhed og løbende træning, men belønningen, både professionelt og personligt, kan være enorm.

Vigtigheden af løbende træning.

I en verden, hvor videnskab og teknologi udvikler sig i et hæsblæsende tempo, kan man ikke undervurdere vigtigheden af efteruddannelse for sundhedspersonale, især dem, der arbejder inden for specialområder som nefrologi.

Dynamikken i den medicinske udvikling
Nefrologi er, som så mange andre medicinske områder, i konstant udvikling. Ny forskning ændrer vores forståelse af nyresygdomme, der udvikles innovative teknikker til behandling, og der introduceres jævnligt nye lægemidler. Hvis sygeplejersker og læger ikke løbende opdaterer deres viden, risikerer de at blive forældede og potentielt tilbyde forældet eller mindre effektiv pleje.

Påvirkning af patienten
En veluddannet og velinformeret fagperson er i stand til at yde pleje af bedre kvalitet, informere patienterne tilstrækkeligt om behandlingsmulighederne og gribe hurtigt ind i tilfælde af komplikationer. Det betyder bedre resultater

for patienterne, færre bivirkninger og i nogle tilfælde bedre overlevelse.

Professionel udvikling
For nefrologiske sygeplejersker er efteruddannelse en mulighed for professionel vækst. Det giver dem ikke kun mulighed for at vedligeholde og udvide deres kliniske færdigheder, men også for at udforske nye specialiseringsområder eller påtage sig leder- eller forskningsroller.

Tilpasning til teknologi
Med indførelsen af nye teknologier inden for dialyse og andre diagnostiske værktøjer er det vigtigt, at fagfolk er uddannet i at bruge dem optimalt. Det handler ikke kun om at kende til maskinerne, men også om at forstå, hvordan de passer ind i patientens behandlingsforløb.

Opbygning af selvtillid
Fagfolk, der aktivt følger deres uddannelse, opfattes ofte som mere engagerede i deres profession. Det styrker tilliden hos patienter og kolleger og tilskynder til bedre tværfagligt samarbejde.

Etiske og lovgivningsmæssige udfordringer
Nefrologi står ligesom andre medicinske områder over for etiske dilemmaer, især når det drejer sig om transplantationer, beslutninger om livets afslutning eller nye behandlinger. Løbende uddannelse gør det muligt for sygeplejersker at holde sig informeret og forberedt på at navigere i disse vanskelige situationer.

Efteruddannelse i nefrologi er meget mere end blot en faglig forpligtelse. Det er en afspejling af sygeplejerskernes engagement i at yde optimal pleje, at udvikle sig professionelt og at navigere i det stadigt skiftende medicinske landskab med selvtillid. Ved at investere i deres uddannelse investerer sygeplejerskerne i deres fremtid, i kvaliteten af den pleje, de yder, og i sidste ende i deres patienters liv og velbefindende.

KONKLUSION

Nefrologiens fremtid og sygeplejerskens ændrede rolle.

I takt med at den medicinske verden bevæger sig fremad, undergår nefrologien, ligesom alle andre specialer, forandringer drevet af forskning, teknologi og befolkningens skiftende behov. Dette er med til at forme og omdefinere nefrologisygeplejerskernes rolle og presser dem til at være på forkant med nyreplejen.

Teknologiske fremskridt

Den stigende anvendelse af teknologier lige fra telemedicin til avanceret dialyseudstyr giver hidtil usete muligheder for at forbedre plejen af patienter med nyresygdomme. Sygeplejersker, som ofte er de første brugere af disse teknologier ved patientens seng, vil blive eksperter, ikke kun i brugen af dem, men også i at uddanne deres kolleger og øge patienternes bevidsthed.

Byrden ved kronisk sygdom

Med stigningen i kroniske sygdomme som diabetes og forhøjet blodtryk, der er de vigtigste årsager til nyresvigt, vokser behovet for nefrologisk pleje. Sygeplejersker kommer til at spille en central rolle i håndteringen af disse sygdomme, forebyggelse af nyrekomplikationer og uddannelse af patienter i livsstilsændringer.

Fokus på forebyggelse

I takt med at lægevidenskaben bevæger sig mod en mere forebyggende tilgang, vil nefrologiske sygeplejersker være fortalere for bevidsthed om og forebyggelse af nyresygdomme. De vil i stigende grad arbejde opstrøms, uddanne lokalsamfund og identificere mennesker i risikogruppen, længe før symptomerne opstår.

Øget samarbejde
Plejen af nefrologiske patienter er kompleks og kræver et tæt samarbejde mellem forskellige specialister. I fremtiden vil sygeplejersker spille en central rolle i koordineringen af plejen og arbejde hånd i hånd med læger, farmaceuter, diætister og andet sundhedspersonale.

Progression til lederstillinger
I erkendelse af deres unikke ekspertise forventes det, at nefrologiske sygeplejersker i stigende grad indtager ledende stillinger, hvad enten det drejer sig om ledelse af dialyseafdelinger, klinisk forskning eller udvikling af sundhedspolitikker.

Forskning og innovation
Sygeplejerskens rolle vil også strække sig ind i forskningsområdet. De vil blive involveret i kliniske undersøgelser, afprøvning af nye behandlingsmetoder og vil bidrage til videnskaben om nefrologi gennem deres observationer og ekspertise.

Nefrologiens fremtid er lys og spændende. Da specialet fortsætter med at udvikle sig, er nefrologisygeplejersker ikke bare vidner, men nøglespillere i denne forandring. De vil fortsat være rygraden i patientplejen, mens de udforsker nye horisonter, indfører banebrydende teknologier og spiller en stadig større rolle i udformningen af fremtidens nyrepleje.

www.ingramcontent.com/pod-product-compliance
Lightning Source LLC
Chambersburg PA
CBHW071506220526
45472CB00003B/937